DE LA

RÉTENTION D'URINE

ET

D'UNE NOUVELLE MÉTHODE

POUR INTRODUIRE LES BOUGIES ET LES SONDES DANS LA VESSIE;

comment on peut prévenir les rétrécissemens de l'urètre;

PAR LE DOCTEUR J. BÉNIQUÉ,

ANCIEN ÉLÈVE DE L'ÉCOLE POLYTECHNIQUE.

PARIS,

MEQUIGNON-MARVIS PÈRE ET FILS,

LIBRAIRES-ÉDITEURS,

13, RUE DU JARDINET.

1838

DE LA

RÉTENTION

D'URINE.

IMPRIMERIE D'AMÉDÉE GRATIOT ET Ce,
11, rue de la Monnaie.

DE LA

RÉTENTION D'URINE

ET

D'UNE NOUVELLE MÉTHODE

POUR INTRODUIRE LES BOUGIES ET LES SONDES DANS LA VESSIE;

comment on peut prévenir les rétrécissemens de l'urètre, etc.;

PAR LE DOCTEUR J. BÉNIQUÉ,

ANCIEN ÉLÈVE DE L'ÉCOLE POLYTECHNIQUE,
ET DES HOPITAUX CIVILS DE PARIS.

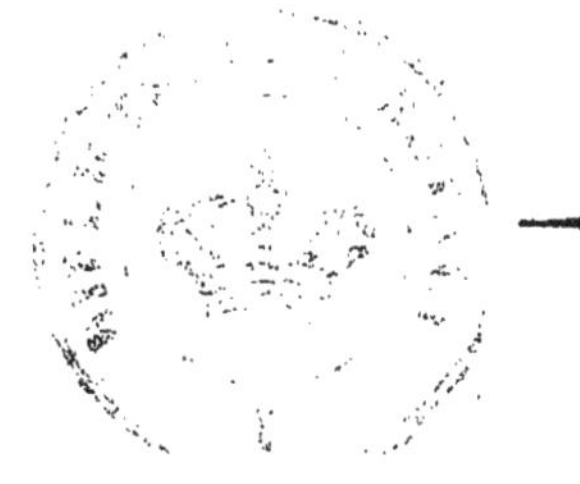

PARIS,

MÉQUIGNON-MARVIS PÈRE ET FILS,

LIBRAIRES-ÉDITEURS,

13, RUE DU JARDINET.

1838

Une circonstance fortuite me contraignit, en quelque sorte, d'étudier avec beaucoup de soin les maladies de l'appareil urinaire. Au commencement de mes recherches, je m'étais proposé pour but d'écrire un traité complet sur cette branche importante de la chirurgie qui me paraissait susceptible d'un grand nombre d'améliorations. Mais, à mesure que j'avançai, je vis s'étendre devant moi l'espace qui me restait à parcourir. Je me décidai donc à diviser mon travail et à le faire imprimer par fragmens. Car, lorsque le hasard nous envoie une idée utile, si la suivre est un besoin, la publier est un devoir dès qu'elle a été suffisamment mûrie.

ERRATA.

Page	ligne	au lieu de	lisez
70,	26,	*et*,	*est.*
73,	1,	*étant*,	*était.*
141,	17,	*médullaire*,	*inodulaire.*
105,	17,	*hémorrhagie*,	*blennorhagie.*
209,	3,	*employées*,	*employer.*
254,	3,	*urètre*,	*uretère.*
ib.	10,	*différens*,	*déférens.*

DE LA

RÉTENTION DE L'URINE

DANS

LA VESSIE.

L'appareil urinaire est, sans contredit, un des plus compliqués de notre organisation, et le nombre des perturbations qui peuvent l'atteindre est proportionné à celui des élémens dont il se compose.

Les décrire toutes, en leur donnant les développemens qu'elles exigent; exposer tous les moyens que l'art possède pour combattre chacune d'entre elles, serait l'œuvre de bien des volumes.

Le temps n'est plus, en effet, où, dans un cours réduit à quelques leçons, on enseignait avec détails l'art de remédier aux maladies chirurgicales. Chaque année ajoute à nos connaissances une somme de faits qui, loin d'être constante, s'accroît dans une progression rapide. Tant est grand le nombre de ceux qui cultivent la médecine; tant se multiplient les secours de toute espèce qu'elle reçoit des autres sciences.

Dans cette marche générale et de plus en plus accélérée, c'est avec une vive satisfaction que, jetant un coup d'œil en arrière, on évalue les progrès qu'a faits le traitement des maladies de l'appareil urinaire.

Pourquoi cette partie de l'art de guérir a-t-elle plus que toute autre excité le zèle des adeptes? On en pourrait donner plusieurs raisons. Sous le rapport pratique, elle est en quelque sorte à la chirurgie ce que les fièvres intermittentes sont à la médecine. Dans le plus grand nombre des cas, le soulagement du malade est prompt, quelquefois instantané; et, jouissant de l'amélioration qu'il a produite, le chirurgien reçoit immédiatement la plus noble récompense de ses efforts.

Quant aux recherches, aux travaux qui avaient pour but le perfectionnement de l'art lui-même, ils devaient être encouragés par la nature même des obstacles que l'on avait à combattre.

Moins que la désorganisation des tissus affectés, la difficulté d'appliquer le remède fait ici la gravité du mal.

De là une foule de problèmes embarrassans par la multiplicité des données dont il faut tenir compte. Mais, en général, leur solution exige plutôt une application intelligente de nos connaissances que la découverte de lois nouvelles.

En poursuivant les recherches de ce genre, l'esprit de l'homme lutte avec d'autant plus d'ardeur que le succès sera nécessairement le prix de la persévérance.

S'agit-il, au contraire, d'amputer une cuisse, ce n'est point l'opération en elle-même et les différentes manières de l'exécuter qui doivent occuper le plus la pensée du chirurgien. Qu'il ait appris un grand nombre de procédés afin de réserver les tégumens dans chaque cas particulier, rien de mieux; mais obtenir une bonne et prompte cicatrisation, voilà le point capital. Or, il faut le dire, les lois de cette évolution de physiologie pathologique, pendant laquelle la plaie est remplacée par un tissu inodulaire, sont loin d'être complètement connues. Je le répète, la lésion organique étant en général minime, le procédé opératoire acquiert la plus haute importance dans les questions que présente l'appareil urinaire. Faisant un choix parmi elles, je me proposerai uniquement pour but, dans cet écrit, d'accroître nos ressources contre une maladie aussi grave que fréquente, la rétention d'urine, causée par les rétrécissemens de l'urètre.

Formée dans le rein, l'urine est incessamment déposée par les urétères dans la vessie. Lorsqu'elle y a été amassée en assez grande quantité, nous en sommes avertis par une sensation particulière, un besoin de l'expulser, vague d'abord, mais qui, s'il n'est point satisfait, devient impérieux, et se change en une vive douleur.

Le mécanisme de cette expulsion est plus compliqué chez l'homme que chez la femme. Elle s'accomplit par l'urètre, conduit membraneux, élastique, long de 7 pouces environ. Pendant la première moitié de son trajet, il est embrassé par des muscles puissans et nombreux. Ils ont pour fonction principale de le comprimer transversalement; mais ils sont disposés de telle sorte que cette compression est plus instantanée vers le col de la vessie. Il en résulte que l'effort musculaire agissant sur un liquide contenu dans l'urètre, le chassera du côté opposé à cette cavité. Dans la seconde moitié, l'urètre n'offre plus de fibres charnues transversales. De ces deux parties, la première est celle dont le diamètre, diminué par diverses affections, apporte le plus souvent de la gêne dans l'émission de l'urine.

Quel que soit au reste le point dans lequel un obstacle s'est formé, il importe de rétablir le calibre diminué ou obstrué.

Pour y parvenir, bien des méthodes ont été imaginées. Presque toutes consistent à introduire dans la vessie des instrumens de forme et de composition variables. Cette opération a reçu le nom de cathétérisme. Il semble, au premier abord, qu'elle soit fort simple; mais si l'on songe aux précautions que l'on doit observer, aux difficultés qui se rencontrent souvent, on ne tarde pas à reconnaître qu'elle mérite un examen fort approfondi.

Une distinction très-naturelle doit être établie. Tantôt l'instrument que l'on introduit est flexible et parcourt l'urètre en se prêtant à ses diverses sinuosités. D'autre fois il est rigide; sa forme est déterminée, invariable, et une direction particulière doit lui être imprimée.

La première division comprend ces instrumens souples, arrondis, souvent coniques, creux ou pleins, qui depuis bien des années portent le nom de bougies.

On les enduit d'un corps gras pour diminuer les frottemens qu'ils exerceront sur la membrane muqueuse. Puis l'opérateur saisit l'urètre d'une main, l'étend pour effacer ses plis transversaux, et de l'autre il pousse lentement la bougie.

Lorsque le canal est libre ou faiblement rétréci, cette opération s'exécute avec la plus grande facilité. Mais à peine entre-t-on dans les détails des principales maladies qui réclament le cathétérisme, on voit surgir des obstacles de toute espèce.

Depuis la consistance des cartilages jusqu'à celle des tissus fongueux, les rétrécissemens de l'urètre offrent des variétés infinies. Il n'est forme bizarre qu'ils ne puissent lui donner ; et la première chose à faire, c'est d'apprécier la nature de la résistance que l'on éprouve. Le plus souvent ce sont deux cônes qui se continuent par leur sommet : alors la bougie s'engagera aisément dans la coarctation ; mais le plus difficile sera de la lui faire franchir. Si l'on veut diminuer le diamètre de cet instrument, on est bientôt arrêté par son défaut de consistance et les sinuosités qu'il décrira nécessairement (*planche* 1, *fig.* 5). Pour empêcher qu'il ne se replie mainte fois au devant de l'obstacle, pour lui donner la raideur suffisante, on choisit ordinairement la forme conique. Mais cette disposition devient elle-même un empêchement, dès que le rétrécissement est un peu prononcé; car là où s'est introduite l'extrémité du cône, sa base ne peut pénétrer (*planche* 1, *fig.* 6).

Dans le but d'augmenter la résistance des bougies très-déliées on a essayé de placer à leur centre un fil métallique. Or, pour qu'elles suivent aisément les diverses courbures du conduit, il faut que leur raideur décroisse progressivement depuis la base jusqu'au sommet.

De là la nécessité de figurer en cône ce petit mandrin métallique, et de le terminer par une pointe effilée. La confection de ces instrumens exigeait tant de soins et de précautions, qu'on a renoncé à leur emploi. Encore était-il toujours à craindre que, se repliant sous la main qui la pousse, la bougie ne mît à découvert la tige métallique et ne déchirât la membrane muqueuse.

D'autres fois le rétrécissement commence brusquement. C'est une barrière perpendiculaire à la direction de l'urètre, et dans laquelle un pertuis est réservé latéralement. L'axe du canal forme alors deux coudes presque à angle droit; loin de s'engager d'elle-même dans le rétrécissement, la pointe de la bougie n'y pénètre qu'après des essais multipliés, et l'embarras du chirurgien est grand, car il ne peut ni trouver l'orifice de l'obstacle, ni le franchir avec un instrument trop flexible.

De tous temps on a reconnu ces deux espèces de difficultés. Pour diriger la bougie dans la bonne voie, bien des tentatives ont été faites. Placer le malade dans des positions variées, alonger très-fortement l'urètre afin d'effacer les plis de la membrane muqueuse, imprimer à la bougie des mouvemens de rotation, doivent faciliter l'introduction. Quant à ce dernier précepte, il a pour but de présenter l'extrémité de l'instrument à divers points de l'obstacle ; mais pour qu'il pénètre dans l'ouverture, une impulsion directe doit être combinée avec le mouvement de rotation. Aussi cette manœuvre dans laquelle la pointe de la bougie frotte contre le rétrécissement est-elle en général fort douloureuse.

Pour diriger le petit instrument sur l'orifice dévié, Ducamp avait imaginé un procédé assez séduisant. Soit *a* (*planche* 1, *fig*. 1) la coupe d'un retrécissement. Une sonde terminée par de la cire à mouler étant poussée contre lui, rapportait l'empreinte *b* (*fig*. 2). Alors dans l'intérieur d'une sonde *c* (*fig*. 3) on formait un rétrécissement à peu près semblable : elle était conduite jusqu'à l'obstacle; puis, par son intérieur, la bougie devait être sûrement dirigée dans la coarctation (*fig*. 4).

Je ne parlerai point de la complication de cette méthode, reproche banal et de nulle valeur à mes yeux, lorsqu'il porte sur une chose utile. Mais son auteur lui-même dut renoncer à l'employer, car elle péchait doublement : par les empreintes qui en étaient la base, et par l'application des résultats qu'elle donnait.

Cette idée de prendre l'image des rétrécissemens a été le point de départ d'un traitement qui pendant long-temps a joui d'une très-grande vogue, et qui compte aujourd'hui encore des partisans. Peut-être même, quoique la question des empreintes soit en partie jugée, ne sera-t-il point inutile de dire ici quels degrés de confiance elle mérite.

Si le retrécissement était de bois, de marbre ou d'une substance dure quelconque, la cire en rapporterait une image assez fidèle. Mais il n'en est point ainsi, et les données que nous fournit l'anatomie pathologique permettraient de prédire *à priori* que dans beaucoup de cas cette ressemblance sera fort inexacte. Toutes les fois qu'une substance molle, fongueuse, ou même élastique, formera le rétrécissement, vouloir le mouler serait une idée peu rationnelle, et le simple bon sens nous le dit : la cire ne pourra rien apprendre. L'expérience a mainte fois confirmé cette vérité, à l'appui de laquelle il n'est pas de praticien qui ne soit à même de citer des faits nombreux.

Je retrouve dans mes notes l'observation suivante. Un malade était atteint d'un rétrécissement qui paraissait très-prononcé. Je le sondai avec le porte-empreinte, et je rapportai l'image *a* (*planche* 2, *fig.* 1); elle semblait indiquer un rétrécissement organique fort ancien : un de ceux sur lesquels on a conseillé de porter des topiques d'une grande énergie. Le lendemain nouvelle empreinte *b* (*fig.* 2); le surlendemain troisième tentative qui parut d'autant plus nécessaire que les deux premiers résultats étaient moins d'accord. Cette fois, pendant que, par une pression modérée, la sonde est maintenue en contact avec l'obstacle, elle le franchit tout à coup, puis elle pénètre aisément dans la vessie. J'ajouterai que le siége de ce rétrécissement était à un pouce en deçà du bulbe : car, en ce dernier point, sur le vivant comme sur le cadavre, il est toujours facile, même dans l'urètre le plus sain, d'obtenir une empreinte simulant un rétrécissement.

Néanmoins, lorsque les tissus qui forment la coarctation sont parvenus à une organisation très-avancée ; lorsqu'ils se rapprochent des cartilages; que le doigt sent à travers les parois de l'urètre des nodosités, l'empreinte donnera de l'obstacle une idée beaucoup plus exacte.

Mais les rétrécissemens de ce genre sont précisément ceux dans lesquels cette exploration peut causer des accidens sérieux.

Que les empreintes soient dangereuses, c'est la conséquence de l'inexactitude des données qu'elles nous fournissent : cependant les faits nous prouvent que par elles-mêmes elles peuvent aggraver beaucoup la position du malade.

Quel médecin n'a lu avec intérêt les observations de M. Lallemant sur les rétrécissemens de l'urètre ? Or, dans la première partie, cet habile chirurgien raconte qu'un malade était affecté de plusieurs rétrécissemens. Deux d'entre eux étaient situés à 3 pouces et demi et à 6 pouces et demi du méat. Le premier ayant été déjà traité, une bougie enduite de cire pénétra jusqu'à 6 pouces et demi, et rapporta une empreinte inégale. Ces deux rétrécissemens furent cautérisés immédiatement. Peu de temps après, besoin pressant d'uriner, efforts inutiles, rétention complète, frisson violent et prolongé, douleurs vives dans les reins et la vessie, nulles dans la verge. « Six heures après, dit « M. Lallemant, appelé près du malade, je le trou- « vai dans une grande anxiété, couvert d'une sueur « abondante. Ventre tendu, hypogastre doulou- « reux à la pression, pouls accéléré, peau brû- « lante. Cependant la verge n'était ni tuméfiée

« ni douloureuse. Le périnée n'offrait pas la « moindre sensibilité à la pression, mais ces cir- « constances ne me frappèrent pas. Je m'exagé- « rai, au contraire, la douleur produite par la « cautérisation du cinquième rétrécissement, et « préoccupé de l'idée que l'ischurie provenait « d'un gonflement inflammatoire, je prescrivis « vingt sangsues, un bain de siége et un demi-la- « vement avec décoction de deux têtes de pavot, « moyens qui avaient toujours réussi dans les ré- « tentions précédentes. Aucune amélioration.

« Le soir, faiblesse extrême, contraction spas- « modique des membres, anxiété inexprimable, « désespoir. Arrêté jusqu'alors dans l'emploi de « la sonde par l'idée des difficultés et même des « dangers que présente le cathétérisme dans les cas « d'inflammation, mais n'ayant plus d'autre per- « spective que la ponction de la vessie, j'essayai « d'introduire une sonde n° 2, et, à mon grand « étonnement, je traversai sans la moindre résis- « tance le rétrécissement cautérisé le matin ; je « franchis la courbure du canal, et j'arrivai dans « la vessie sans causer la moindre douleur au ma- « lade.

« A peine avait-il commencé d'uriner, qu'il s'é- « crie, comme s'il eût deviné ma pensée : c'est un « morceau de cire qui était resté dans le canal. »

On chercherait vainement dans des déductions logiques un argument plus puissant que ce fait. Il est évident que, si un accident pareil survenait dans un rétrécissement très-dense, le danger serait extrême.

Telles sont les principales objections que l'on peut faire aux empreintes. La théorie les eût fait prévoir, l'expérience les confirme.

Leur gravité me dispense d'énumérer celles que l'on pourrait nommer secondaires. Le mélange est-il trop mou, l'empreinte sera infidèle et se brisera aisément; est-il trop dur, la douleur perçue par le malade sera grande, car il faudra presser fortement sur l'obstacle.

Mais, pour revenir à notre sujet, dont cette discussion nous a un peu écarté, je dirai que, fût-elle exacte et recueillie sans douleur, l'empreinte ne fournirait point dans le cathétérisme les avantages que Ducamp avait espérés.

Tous ces efforts infructueux témoignent uniquement qu'il serait utile de trouver une réponse à cette question : diriger une bougie sur l'orifice dévié du rétrécissement et lui donner un très-petit diamètre, sans qu'elle se recourbe au devant de l'obstacle.

Je dois au hasard la solution que je vais présenter de ce problème; elle me paraît assez rationnelle.

Étant donné un rétrécissement fort étroit *a* (*planche* 1, *fig*. 7), je conduis au devant de lui une sonde métallique *b* à minces parois. C'est un simple tube dont l'extrémité antérieure est un peu élargie afin de donner, en ce point, au métal, une épaisseur suffisante. Un mandrin *c*, qui doit être ajusté avec beaucoup de soin, transforme ce tube en une tige lisse et arrondie. Elle ne présentera donc ni saillies ni cavités susceptibles de léser le conduit qu'elle doit parcourir.

Dès que l'obstacle oppose une résistance que ne peut vaincre une pression modérée, sans plus faire d'efforts, j'arrête la sonde et je retire le mandrin qui y était contenu. Aussitôt je le remplace par un faisceau de bougies parallèles dont le nombre sera d'autant plus grand, le diamètre d'autant plus petit, que l'on voudra traiter un rétrécissement plus prononcé. Lorsque l'extrémité de ce faisceau se trouve en contact avec l'obstacle (*fig*. 8), tenant la sonde immobile d'une main, je saisis de l'autre isolément une des bougies qui doivent dépasser son pavillon de 4 à 5 pouces, j'essaie, en la poussant, de la faire pénétrer dans la coarctation, et je soumets successivement toutes les autres à une tentative semblable.

Supposons qu'une ou plusieurs d'entre elles soient arrivées dans la vessie, je retire le reste du faisceau, puis la sonde métallique qui a facilité l'introduction.

Par cette méthode, une bougie a été présentée sur tous les points de la surface qui arrête la sonde, sans que jamais une tentative inutile ait été répétée. On épargne ainsi de la douleur au malade. En même temps l'instrument, maintenu par les autres bougies et le tube métallique qui les renferme, ne peut, malgré l'exiguité de son diamètre, se recourber entre l'obstacle et la main qui le pousse.

Mais continuons à discuter la question de l'introduction des bougies. En constatant un rétrécissement, le chirurgien doit avec le plus grand soin s'attacher à reconnaître la forme de son extrémité antérieure: car elle modifie singulièrement le problème du cathétérisme.

Une sonde, d'un médiocre volume, arrêtée par une coarctation, peut donner à la main qui la conduit des sensations fort différentes.

Tantôt, en effet, rencontrant une surface qui paraît perpendiculaire à sa direction, l'extrémité de l'instrument est simplement en contact avec le rétrécissement dans lequel elle ne s'engage point.

Dans ce cas, pénétrer dans le pertuis qui fait suite à la portion de l'urètre parcourue par la sonde, sera la plus grande difficulté. On devra donc faire choix d'une sonde conductrice volumineuse. Quant au diamètre des bougies qui la rempliront, il variera selon l'étroitesse supposée de l'ouverture.

Lorsque l'urine sortira lentement, par un jet délié, ou suintera goutte à goutte, on pourra diminuer leur diamètre jusqu'à un millimètre. Dans une sonde de 5 millimètres de diamètre, elles entreront aisément au nombre de plus de 12; et, quoique filiformes pour ainsi dire, elles ne se replieront pas entre le méat urinaire et l'obstacle.

Mais, après l'avoir franchi, si elles doivent parcourir un espace assez long, et surtout si un nouvel obstacle se présente, il est fort à craindre qu'elles n'aient plus assez de raideur pour pénétrer dans la vessie. Il conviendra donc de faire habituellement les premières tentatives avec des bougies d'un millimètre et demi, et, dans le cas seulement où elles n'auraient pu pénétrer, de recourir à d'autres plus petites.

Qu'au lieu de commencer brusquement, le rétrécissement ressemble à un cône dont la base serait dirigée vers le méat, et dont le sommet tronqué livrerait passage à l'urine, l'opérateur en sera tout d'abord averti. En effet, la sonde ne buttera plus contre un plan invariable : elle s'engagera dans un étranglement. Plus on la poussera avec force, plus elle pénètrera profondément : plus aussi elle sera fortement serrée. En la retirant, la main sentira une résistance assez prononcée.

Cette sensation, qui trompe rarement, pour peu qu'on l'ait déjà éprouvée, fournit ici un renseignement important.

Elle nous apprend qu'en introduisant la bougie, on la fera pénétrer aisément dans la bonne voie. D'elle-même elle s'y engagera. Mais si elle est isolée, manquant de soutien, elle s'arrêtera bientôt, soit qu'elle se recourbe (*planche* 1, *fig.* 5), soit que le cône au moyen duquel on a augmenté sa raideur ne puisse être admis dans le rétrécissement (*planche*, 1 *fig.* 6).

Dans ce cas, au lieu de faire choix d'une sonde conductrice volumineuse, qui se fût arrêtée au point *e* (*pl.* 1, *fig.* 9), je diminue au contraire ses proportions, ne lui laissant quelquefois que deux millimètres de diamètre intérieur. Une pression très-légère l'engagera dans la coarctation, et le mandrin sera alors remplacé, non plus par un faisceau nombreux, mais par deux bougies, ou même par une seule (*fig.* 9).

Il est évident que la multiplicité de ces petits instrumens n'offrirait plus ici d'utilité sous le rapport de la direction à suivre, qui n'est point douteuse. Les soutenir est le point essentiel, et une sonde étroite pénétrant dans le rétrécissement conique plus loin qu'une autre volumineuse, la bougie sera moins promptement abandonnée à elle-même.

Les avantages de ce procédé sont tellement évidens, qu'il est presque superflu d'en donner une démonstration. Voici néanmoins celle dont je me sers habituellement:

Dans un tube flexible quelconque, je forme avec de la cire un rétrécissement fort étroit (*planche* 2, *fig.* 3). Au moyen d'une sonde conductrice, un faisceau de bougies est poussé jusqu'à ce que, par leurs extrémités, elles soient en contact avec lui. J'essaie de les introduire isolément dans ce pertuis, et *jamais* jusqu'ici il ne m'est arrivé de terminer cette tentative sans que l'une d'elles y ait pénétré. Puis j'engage la personne que je veux convaincre à tenter cette même introduction en conduisant une seule bougie : les tâtonnemens les plus longs, exécutés avec le plus de patience, sont souvent infructueux. Dans ces dernières recherches, on voit, si le tube est transparent, la petite pointe de l'instrument butter bien des fois sur le même point.

Mais les rétrécissemens organiques diffèrent essentiellement de celui que j'ai figuré. Presque toujours ils exercent un frottement sur l'instrument qu'on y introduit. Si nous ajoutons cette condition dans la petite expérience que je viens de rapporter; si nous donnons une certaine étendue à la coarctation (*fig.* 4), et surtout si nous lui faisons décrire quelques sinuosités (*fig.* 5), alors c'est vainement que l'on multiplierait à l'infini les tentatives pour les franchir avec une bougie isolée. Lors même que son extrémité serait dirigée sur l'ouverture par un heureux hasard, on ne pourrait en profiter; et, loin de dépasser l'obstacle, la petite bougie, manquant de raideur, ne parviendra pas à parcourir toute son étendue. Dans les mêmes circonstances, les bougies multiples rendent le cathétérisme méthodique, facile et prompt.

Remarquons en passant combien on épargnerait de douleur aux malades, si l'on renonçait à l'usage des sondes qui offrent latéralement une ou deux ouvertures plus ou moins larges, par lesquelles l'urine s'écoulera dès qu'elles seront parvenues dans la vessie. Peut-être fera-t-on valoir en leur faveur le grand argument de simplicité. Mais, je l'ai déjà dit, à cette qualité, dont quelques personnes, en faisant l'appréciation d'un procédé chirurgical, exaltent beaucoup trop le prix, je ne ferai jamais la moindre concession, tant qu'il s'agira de lui sacrifier un avantage réel.

J'ai donc abandonné, dans la plupart des cas, cette forme la plus généralement employée aujourd'hui. Lors même que l'urètre étant libre, je veux uniquement vider la vessie, je préfère les sondes qui me servent à conduire les bougies multiples. En effet, pour peu que les muscles transversaux de l'urètre se contractent, ils poussent la membrane muqueuse dans ces yeux à bords, souvent tranchans, et produisent, sinon une déchirure, au moins une sensation fort désagréable. Si les parois de l'urètre sont malades, ramollies, fongueuses, on en rapportera, dans les yeux de la sonde, de véritables lambeaux, ainsi que cela m'est arrivé plusieurs fois, quoique mes instrumens fussent construits avec beaucoup de soin et par des ouvriers fort habiles. Rien de semblable n'est à craindre, si l'on pratique le cathétérisme avec les sondes conductrices. Vainement dira-t-on que les autres sont plus aisément gardées dans la vessie. Je répondrai que jamais les instrumens métalliques ne doivent être laissés à demeure, et cette objection sera très-favorable aux sondes, que je préfère, puisqu'elles peuvent toujours, après leur introduction, être remplacées par une sonde élastique qui sera glissée dans leur intérieur sans que le malade ait conscience de cette opération.

Je rapporterai quelques exemples dans lesquels des bougies furent introduites par la méthode que je viens d'exposer.

François, peintre en bâtimens, âgé de 37 ans, entra à l'Hôtel-Dieu le 16 juin 1836, pour y être traité d'une affection saturnine.

A plusieurs reprises, il avait eu des coliques très-intenses, causées par le plomb dont il faisait un usage journalier. Un tremblement continuel lui était resté; les membres supérieurs en étaient principalement frappés, et ils ne pouvaient rendre à ce malade aucun service.

Déjà, depuis deux mois, des tentatives nombreuses avaient été faites pour améliorer son état. Les pilules de strichnines paraissaient rendre quelque énergie à ses bras pour ainsi dire paralysés. Un matin, il nous dit qu'il éprouvait habituellement une grande difficulté à uriner. Il avait contracté nombre de fois des blennorrhagies; elles n'avaient jamais complètement disparu. A plusieurs reprises, elles s'accompagnèrent de chancres, et, le 11 août, on voyait autour du frein de la verge les cicatrices récentes de deux ulcérations.

Du pus sortait tous les matins de l'urètre : mais ce canal n'offrait aucun symptôme d'inflammation aigüe. Une première exploration fut faite avec une sonde en argent de 2 lignes de diamètre. Elle pénétra sans la moindre difficulté jusqu'à 5 pouces 1/2 du méat. Là elle fut brusquement arrêtée par un obstacle qui paraissait perpendiculaire à son plan. Le 12, j'essayai de franchir ce rétrécissement avec une bougie d'une ligne de diamètre, dont la pointe, sans être très-aigüe, figurait cependant un cône très-alongé. J'arrivai au point où la veille j'avais rencontré l'obstacle. Pour le franchir, je donnai à la verge les directions les plus opposées ; je fis placer le malade à genoux sur son lit, debout... et des mouvemens de rotation furent imprimés à la bougie. Toutes ces tentatives furent cette fois sans résultat, et les dernières fatiguaient beaucoup le malade.

Le 13, je fis choix d'un instrument plus délié ; j'eus recours également à toutes les précautions qui ont été conseillées en pareil cas. Pas plus que la veille, je ne parvins à rencontrer l'orifice du rétrécissement. La pointe de la bougie, qui était très-fine, s'était recourbée. Mais comme je m'étais abstenu de la tourner à l'instar d'une vrille, le malade avait fort peu souffert.

Je pensai donc pouvoir lui faire subir un second essai. Je me servis d'une bougie, non plus conique, mais cylindrique. Elle avait environ 3/4 de ligne de diamètre. Elle pénétra également jusqu'à 5 pouces 1/2, puis elle s'arrêta. Son extrémité; plus résistante, donnait plus de précision aux sensations que je percevais en les poussant contre l'obstacle. Il m'était démontré que celui-ci ne commençait point en cône, mais je ne pouvais rencontrer l'orifice dévié qui faisait suite à la portion de l'urètre parcourue aisément par la sonde. L'emploi des bougies multiples me paraissait ici parfaitement indiqué. Mais, avant d'y avoir recours, je me déterminai à faire encore quelques tentatives avec les bougies ordinaires. Je remarquerai que le malade était atteint d'une affection dont la cure devait durer beaucoup plus long-temps que celle du rétrécissement. Il n'y avait donc aucun inconvénient à retarder de 2 ou 3 jours le traitement de celui-ci. Dans toute autre circonstance, j'aurais été moins libre, et je ne me serais peut-être pas décidé à retarder, pour ma seule satisfaction, l'emploi d'un moyen utile.

Toujours est-il que, le 14 et le 15, je renouvelai mes efforts pour faire pénétrer une bougie isolée dans la vessie. Chaque fois j'apportai dans cette opération une grande patience : je ne pus réussir. Le 16, j'introduisis jusqu'à l'obstacle une sonde de 2 lignes de diamètre. Le mandrin dont elle était munie fut remplacé par sept petites cordes de boyau, lisses, polies, et dressées avec soin. Je les poussai isolément par leur extrémité, en m'attachant à les saisir très-près du point où elles entraient dans le pavillon, afin qu'entre celui-ci et ma main, elles ne pussent se recourber.

Deux d'entre elles franchirent le rétrécissement et pénétrèrent dans la vessie. Cinq furent arrêtées. Je retirai donc le petit appareil, à l'exception des deux premières bougies, qui furent fixées. Je suis loin de m'exagérer la valeur de ce fait; je l'avouerai, pour moi il fut concluant ; mais je comprends très-bien qu'il ne présentera point une démonstration sans réplique aux personnes qui liront cette observation. On m'objectera avec raison que là où je ne pus introduire une bougie isolée, je n'ai pas le droit d'en conclure qu'un autre chirurgien n'eût point réussi. Assurément, telle n'est point ma pensée, et je le répèterai ici, comme je l'ai dit ailleurs, la plus saine appréciation de ce cathétérisme particulier découlera des essais tentés dans le but de franchir des obstacles de forme et de nature connues. Toute autre expérimentation ne portera la conviction que dans l'esprit de celui qui l'aura faite lui-même.

Pour revenir au malade, le lendemain 17, les deux bougies sortirent pendant un mouvement qu'il fit. J'arrivai peu de temps après, et sans hésitation, j'introduisis dans le rétrécissement une sonde exploratrice de 2/3 de ligne de diamètre. Depuis lors, les bougies multiples devinrent inutiles, et le traitement fut achevé par la dilatation.

Au mois de mars 1836, je fus prié de donner des soins à M. N., capitaine du génie, affecté de rétention d'urine. Ce malade était âgé de 33 ans. Il avait eu deux blennorrhagies. La première, contractée en 1830, dura deux mois environ ; elle disparut à l'aide des bains et des boissons délayantes. La seconde fut accompagnée d'ulcérations à la base du gland, qui avaient les caractères des chancres vénériens. Elle résista pendant trois mois aux remèdes qui avaient réussi contre la première affection. Au bout de ce temps, le malade fut soumis à un traitement mercuriel, pendant lequel l'écoulement puriforme disparut ; mais cette fois incomplètement. Il fut remplacé par un suintement blanchâtre qui tachait le linge tous les matins, et qui persista jusqu'au jour où, deux ou trois ans environ après l'apparition de sa seconde blennorrhagie, M. N. réclama mes soins. Le jet de l'urine s'était graduellement rétréci : il s'interrompait fréquemment ; un temps fort long était souvent nécessaire pour vider la vessie. Cependant il n'y avait pas eu de rétention complète, ce que l'on pourrait attribuer en partie à l'influence d'un régime très-sévère.

J'introduisis dans l'urètre une sonde d'argent d'un diamètre de 2 lignes environ ; elle pénétra sans la moindre difficulté jusqu'à 5 pouces du méat. Là je commençai à éprouver une résistance qui augmenta progressivement pendant 6 lignes, puis la sonde fut complètement arrêtée. En la retirant, je m'aperçus qu'elle était serrée avec force, ce qui devait être produit par les 6 dernières lignes qu'elle avait parcourues. Une bougie d'une ligne de diamètre, un peu effilée vers son extrémité, pénétra à 4 ou 5 lignes plus loin que l'instrument métallique. Comme lui, elle fut étreinte par le rétrécissement, dans lequel elle s'était engagée sans hésitation.

Sa pointe ne s'était pas recourbée dans les tentatives qui avaient été faites pour franchir l'obstacle ; le malade avait peu souffert. Je pensai que l'occasion était favorable pour employer, non pas les bougies multiples, mais le tube métallique, dans le but d'augmenter la raideur des instrumens flexibles. Plus ce conducteur serait petit, plus il devait s'engager profondément dans la coarctation. Je choisis donc une petite sonde qui n'avait guère plus d'une ligne de diamètre. Pendant 6 pouces, je pus la diriger sans effort. A ce moment, au lieu d'augmenter la pression, je retirai le stylet qui avoit fermé l'extrémité du tube, et je le remplaçai par une bougie qui remplissait presque tout son calibre. Celle-ci fut poussée par son extrémité externe ; elle franchit le rétrécissement, pénétra dans le vessie, et fut fixée pendant deux jours.

Le traitement fut continué à l'aide des bougies ordinaires. Il ne présenta rien de remarquable.

Le 26 décembre 1836, je fus appelé pour donner des soins au nommé Ang-Montfort, âgé de 40 ans, concierge rue Saint-Lazare. Je trouvai cet homme dans une grande anxiété. Il se plaignait de ne pouvoir uriner; le pouls donnait 108 pulsations par minute; la langue était sèche, la peau humide. Néanmoins la sueur qui la couvrait n'était point visqueuse : elle n'exhalait point l'odeur urineuse. La vessie était distendue. En effet, depuis 3 jours, le malade n'avait pu rendre qu'une petite quantité d'urine foncée en couleur.

A des époques fort anciennes, mais qu'il ne put préciser, il avait eu deux blennorrhagies non accompagnées de chancres. Chacune d'elles dura plusieurs mois. En 1826, il commença à éprouver en urinant une difficulté qui augmenta progressivement jusqu'en 1828. Atteint alors d'une rétention complète, il appela un chirurgien. Celui-ci essaya d'introduire une sonde d'argent dans la vessie. Ne pouvant y parvenir, il éloigna pour un instant la femme du malade, et profita du moment où elle s'acquittait d'une commission qu'il venait de lui confier pour introduire violemment la sonde dans la vessie.

Tel fut du moins le récit que l'on me fit. Cette opération fut douloureuse, il s'écoula beaucoup de sang, mais le soulagement fut prompt. La vessie fut vidée par la sonde. Les jours suivans, l'urine put être expulsée. Cependant la difficulté qui accompagnait précédemment cette excrétion ne tarda pas à reparaître. Le jet de l'urine redevint filiforme. Il s'interrompait brusquement, et, selon toute apparence, la vessie ne se vidait qu'imparfaitement. Cet état se prolongea pendant 3 ou

4 ans. Vers 1832 environ, un nouveau symptôme apparut. Après avoir fait pour uriner des efforts violens et inutiles, ce malade s'endormait accablé de fatigue. Puis, pendant son sommeil, l'urine s'écoulait, et il se réveillait baigné dans ce liquide. Le jet était lancé avec une très-faible impulsion. Souvent elle manquait complètement, et l'urine sortait goutte à goutte. Le malade endura patiemment cet état jusqu'au 23 décembre 1836. Ce jour-là, sans excès préalable, l'urine fut brusquement supprimée, et le lendemain il fit appeler un médecin. Celui-ci ne put pénétrer dans la vessie avec une sonde d'argent; il sortit une assez grande quantité de sang. Le lendemain, nouvelles tentatives avec des sondes et des bougies élastiques : elles furent également infructueuses.

Le 26 je fus appelé. On me montra les bougies et les sondes qui avaient été essayées; les plus petites avaient 1 ligne 1/4 de diamètre.

J'essayai d'abord un cathéter assez délié, offrant 3/4 de ligne euviron à son extrémité, qui était sa portion la plus volumineuse. Il pénétra sans difficulté jusqu'à 5 pouces. Je le conduisais avec la plus grande modération, et j'avais à peine perçu la légère sensation d'un obstacle placé à son extrémité, lorsque le sang s'écoula en abondance. Je renonçai aussitôt à employer tout instrument rigide. Je pris une bougie d'une demi-ligne de diamètre, et je l'engageai dans l'urètre jusqu'à 5 pouces 2 lignes. Là j'éprouvai une résistance; mais, au lieu de la vaincre, la bougie ployait dans l'urètre. Je coupai le bouton de cire qui la terminait à l'extérieur, car je crus remarquer qu'elle avait pénétré dans le rétrécissement. Il s'agissait uniquement de lui donner un peu de soutien, et voici comment j'y parvins. Par dessus elle je fis pénétrer dans l'urètre une sonde d'argent ayant environ 1 ligne de diamètre intérieur. Quand son extrémité fut à 1 pouce de l'obstacle, je l'arrêtai dans la crainte de renouveler l'hémorrhagie. Mais alors la bougie dépassait d'environ 3 pouces le pavillon de la sonde. D'une main je tins celle-ci immobile; de l'autre je poussai la bougie, et elle parut pénétrer plus loin. Le tube métallique avait augmenté sa raideur, moins cependant qu'il ne l'eût fait si j'eusse osé le conduire jusqu'à l'obstacle. Mais je fus détourné de cette idée par l'extrême facilité avec laquelle un premier instrument rigide avait produit l'écoulement du sang. J'attendis l'espace de 2 ou 3 minutes : la bougie, pendant ce temps, avait été maintenue engagée dans le rétrécissement. Voyant qu'une dernière pression ne pouvait la faire pénétrer plus loin, je la laissai en place, et je retirai la sonde d'argent.

Je pensai donc que l'obstacle était situé à 5 pouces environ du méat; que l'orifice du rétrécissement correspondait au centre de l'urètre (peu dévié latéralement), et la petite bougie y était serrée si fortement, que je crus pouvoir me dispenser de la fixer avec des liens. Je recommandai au malade de la pousser lui-même de temps en temps, et de profiter pour cela des instans où il ferait effort pour uriner. Je prescrivis un bain de siége pour le soir, deux autres pour le lendemain matin, et, pour boisson, toutes les heures, une tasse de chiendent.

Le 27 au soir, je revis ce malade. La veille, après mon départ, il avait fait de fréquentes tentatives pour faire pénétrer la bougie. Il y avait réussi vers le milieu de la nuit.

Depuis ce moment, l'urine avait pu s'écouler, en petite quantité, il est vrai, et seulement pendant les efforts du malade; elle était foncée en couleur. Cependant l'état général était amélioré; le pouls moins fréquent, l'anxiété moins grande, la vessie encore distendue, mais un peu moins rénitente que la veille. La langue était redevenue humide et moins rouge; il y avait eu deux heures de sommeil le matin. La bougie était serrée dans l'urètre ; elle fut fixée.

Toutes les bougies ne sont pas également propres par leur nature à former des faisceaux qui facilitent leur introduction. J'ai cru devoir préférer les cordes de boyau lisses et polies avec soin.

Elles offrent cet avantage qu'il est très-facile de les rendre rectilignes. Les bougies en tissu élastique, au lieu de rester parallèles, se recourbent de mille façons, et produisent des frottemens multipliés.

A ce sujet, je rappellerai ce qui m'est arrivé au mois de mai 1836, en présence d'un des médecins de Paris, pour lesquels je professe la plus grande estime.

Il m'avait prié de donner, conjointement avec lui, des soins à un chef de bataillon affecté de rétrécissement. Dix ans auparavant, ce malade avait déjà été traité par la cautérisation. Une récidive le forçait à reclamer de nouveau les secours de l'art.

Nous avions très-distinctement reconnu un obstacle qui paraissait perpendiculaire à l'axe de l'urètre, et, depuis plusieurs jours, nos tentatives pour le franchir avec des bougies étaient infructueuses. Je proposai l'emploi des bougies multiples : il fut accepté. La sonde introduite, je retirai le mandrin et le remplaçai par un faisceau de cordes assez déliées, car l'orifice du rétrécissement paraissait fort étroit. Mais au moment où je voulus terminer l'opération, mon désappointement fut grand.

Il avait plu beaucoup. Les cordes de boyau avaient absorbé l'humidité dont l'atmosphère était chargée. Vainement, les saisissant très-près du pavillon de la sonde, j'essayai de les pousser; efforts inutiles : elles étaient ramollies comme si on les eût fait macérer dans l'eau. Je fus d'autant plus contrarié, que j'attachais plus de prix à l'opinion de mon confrère. Maintenir les bougies à l'abri du contact de l'air serait une précaution aussi difficile qu'incommode à remplir. Pour éviter qu'elles ne se recourbent, je les place habituellement dans un tube droit en argent, ouvert par les deux bouts et dont elles excèdent la longueur d'environ un tiers. Cet appareil fort simple me permit de sortir d'embarras. Je saisis les deux extrémités du faisceau, je l'étendis horizontalement, et j'exposai le tube métallique à la flamme d'une bougie au-dessus de laquelle je le fis plusieurs fois passer avec rapidité. Cette précaution suffit pour redresser les petites cordes; et leur faisant subir une véritable dessication, je parvins à leur donner toute la raideur désirable.

J'ai cru devoir signaler ce petit détail aux praticiens qui voudraient exécuter le cathétérisme au moyen du procédé que j'ai décrit. Ils éviteront ainsi un insuccès dont le souvenir les détournerait peut-être d'employer une méthode qui, dans plusieurs cas, trouvera, je crois, d'utiles applications.

L'extrémité antérieure des bougies doit être arrondie et polie avec soin. Néanmoins, lorsque, pour franchir un rétrécissement d'une extrême sensibilité, le chirurgien sera forcé d'avoir recours à des instrumens très-déliés, leur pointe rencontrant l'obstacle, produirait une douleur assez vive. On la diminuera beaucoup en imbibant d'eau tiède l'extrémité du faisceau, mais seulement dans une longueur d'un quart de ligne au plus. De cette manière, chaque petite corde présentera au rétrécissement une espèce de pinceau très-court, auquel fait immédiatement suite un cylindre, dès qu'il a pu s'engager dans la coarctation.

Dans les observations que je viens de rapporter, la rétention d'urine n'était pas arrivée à sa dernière période, et quelques explications sur ce fait ne seront point hors de propos.

Augmenter le nombre des cas dans lesquels la multiplicité des bougies sera utile et facilitera un cathétérisme nécessaire, eût été à mes yeux fort désirable. Mais, d'abord, je dirai que la démonstration la plus rigoureuse et à laquelle j'attache le plus de prix pour établir la valeur de cette méthode, c'est le succès que l'on obtient en luttant contre des obstacles de forme connue, placés à dessein, soit dans l'urètre d'un cadavre, soit dans un tube élastique quelconque. Au lit du malade, une opération heureuse n'emporte point une conviction aussi complète. Quelques précautions que l'on ait prises, il reste souvent sur la nature du rétrécissement qui vient d'être franchi une légère incertitude, et pousser plus loin les recherches, serait pour le malade bien moins avantageux que nuisible. J'ajouterai que les bougies, ce remède simple et convenable pour préparer le traitement des rétrécissemens, offrent de faibles ressources dans la rétention complète. Luttant avec effort depuis un temps plus ou moins long contre le liquide qu'elle contient, la vessie, épuisée par des contractions réitérées, n'a pas toujours conservé l'énergie désirable pour chasser l'urine dans la route difficile qui lui est tracée par la bougie.

Beaucoup de praticiens, je le sais, sont loin de concevoir de pareilles inquiétudes. Dès qu'un instrument délié est arrivé dans la vessie, ils pensent qu'elle peut toujours se débarrasser du liquide qui la distend. Assurément il en est le plus souvent ainsi. Mais peut-être ne tient-on pas assez compte du prix auquel ce succès est acheté.

De toutes les affections de la vessie, la plus grave est sans contredit celle qui est caractérisée par la hernie de la membrane muqueuse à travers les fibres musculaires. Je ne décrirai point ici la disposition remarquable de ces faisceaux charnus ; je rappellerai seulement qu'en s'entre-croisant, ils forment une espèce de filet irrégulier. Au centre de ses mailles variées à l'infini, la membrane muqueuse est quelquefois immédiatement en contact avec le tissu cellulaire sous-péritonéal. Si l'on distend très-fortement la vessie par de l'air ou par un liquide, on voit saillir sur sa convexité la membrane qui tapisse sa face interne, et qui, pour agrandir sa cavité, se fraie un passage à travers les fibres charnues dans les points où elles sont le moins rapprochées.

Or, cette expérience représente exactement ce qui se passe chez un malade affecté de rétention d'urine. Dans ce dernier cas seulement, le collet des petites hernies muqueuses sera rétréci par la contraction musculaire.

Si la distension est passagère, la membrane muqueuse reprend sa position primitive. Le contraire a lieu, si la pression a été trop long-temps prolongée sur ces points les moins résistans du réservoir. La vessie offre alors des appendices dont le nombre et les dimensions sont fort variables. Dire l'influence qu'ils exercent sur la vie du malade, les calculs enchatonnés, les péritonites mortelles dont elles favorisent le développement, serait chose facile; mais les faits sont là, et leur langage est plus puissant que les prévisions les mieux conçues.

Un médecin anglais, M. Shaw, dans un Mémoire inséré dans le 11e volume des Transactions chirurgicales, avait déjà signalé l'influence des rétrécissemens sur la formation des sacs.

Il attribue à ces accidens une telle fréquence, qu'il résume ainsi son opinion : Si un rétrécissement considérable a existé un certain temps, et que le malade ait eu souvent des rétentions d'urine, il est probable qu'un sac s'est formé.

Puis il remarque qu'étant dépourvu de muscles, cet appendice n'expulsera l'urine qu'avec difficulté, et le séjour du liquide déterminera son inflammation, sa rupture et une péritonite. Ces sacs indiqués par M. Shaw, mainte fois je les ai rencontrés; les perforations dont il parle, j'en ai été témoin. Mais, de nos jours, cette question a surtout été étudiée avec beaucoup de soin par un de nos collègues de la société anatomique, M. Mercier, aujourd'hui élève interne à la Charité.

Pendant son séjour à Bicêtre, il eut occasion de constater les lésions pathologiques qui succèdent à des rétentions d'urine long-temps prolongées. Il démontra avec la plus grande évidence le développement de ces petites hernies, le plus souvent multiples, leur passage à l'état d'inflammation aigüe, et leur rupture.

Un observateur peu attentif pourrait attribuer celle-ci à un abcès développé dans le tissu cellulaire sous-péritonéal. Cette erreur est souvent favorisée par l'étroitesse de l'ouverture qui fait communiquer la vessie avec le foyer purulent. Mais en examinant avec plus de soin, on remarque presque toujours un pertuis par lequel la muqueuse vésicale se continue pour se prolonger sur les parois du petit sac.

Ce mode de développement est aussi fréquent, qu'il est rare de voir un abcès formé dans le tissu cellulaire qui entoure la vessie. Toutefois, j'ai eu occasion de faire l'autopsie d'un individu dont la mort avait été causée par une péritonite de ce dernier genre. Un foyer purulent, du volume d'une noix, situé dans le tissu cellulaire qui tapisse le côté droit et postérieur de la vessie, avait perforé le péritoine. Dans ce cas il n'existait aucune communication entre la vessie et l'abcès. Je m'en suis assuré en distendant les deux cavités isolément par de l'eau : elle ne put passer de l'une dans l'autre.

Il est impossible de confondre les perforations spontanées avec celles qui seraient produites par le contact d'une sonde : la chute d'une escarre aurait déterminée les secondes, et elles offriraient autour de l'ouverture des altérations de tissus qu'on ne trouve point dans l'autre cas.

Pour se frayer un passage à travers les fibres musculaires, la membrane muqueuse décrit souvent un trajet oblique qui ne serait nullement en rapport avec la direction de l'instrument auquel l'accident serait attribué.

Disons enfin que, parmi les observations consignées dans le mémoire de M. Mercier, il en est trois auxquelles cette dernière objection ne pourrait être opposée, puisque les malades n'avaient point porté de sonde à demeure.

Ces recherches me paraissent fort importantes. Aussi, quoique, dans cet écrit, mon but ne soit point de traiter l'anatomie pathologique des maladies de la vessie, j'ai cru devoir donner un croquis tracé rapidement d'après une des pièces les plus remarquables que j'aie eu occasion d'examiner. (Pl. VI et VII.)

Elle fut recueillie par M. Petit, élève à Bicêtre, sur un vieillard qui, depuis fort long-temps, rendait continuellement ses urines goutte à goutte. « Il y a vingt-cinq ans environ, on essaya de « pénétrer dans sa vessie au moyen d'une sonde, « mais on ne put y arriver ; et, depuis ce temps, « toutes les tentatives de cathétérisme que l'on a « faites, notamment celles qui eurent lieu quelque « temps avant sa mort à Bicêtre, furent inutiles. A « l'autopsie, on trouva immédiatement au dessus « du bulbe, à l'extrémité inférieure de la portion « membraneuse, un rétrécissement tel qu'un stylet « n'y put pénétrer ; on ne put y introduire qu'une « soie de sanglier. Immédiatement en avant de ce « rétrécissement, se trouvait un cul-de-sac profond « de 3 lignes, dans lequel les sondes venaient probablement s'engager. Cette fausse route est ancienne et bien organisée. En examinant la face « postérieure de la vessie, on vit une poche assez « ample, qui était recouverte par le péritoine. En « pressant sur cette poche, le pus dont elle était « remplie refluait dans la vessie par 4 ouvertures « de 1 ligne à 2 lignes de diamètre, arrondies, revêtues par la muqueuse de la vessie jusqu'au foyer « purulent où elles se rendaient. Une entre autres

« a une direction très-oblique en bas et en arrière; « elles sont situées à 2 pouces au dessus des « urétères, un peu à droite, sur la face postérieure « de la vessie, et distantes les unes des autres de 2 à « 3 lignes. Le foyer pourrait contenir un petit œuf « de poule; il ne présente aucune trace de mu- « queuse. Il est anfractueux. Sa paroi antérieure « est formée par la membrane musculeuse de la « vessie, et certains faisceaux charnus y font des « brides au dessus desquelles on peut passer un « stylet. On trouve également des fibres musculai- « res, mais moins prononcées, sur la paroi posté- « rieure. La face interne de la vessie présente un « grand nombre d'alvéoles formées par une hernie « de la muqueuse entre les faisceaux musculai- « res : deux, entre autres, situées un peu plus bas « que les perforations décrites, ont leur muqueuse « ulcérée, de sorte qu'elles communiquent entre « elles au dessous d'une colonne charnue qui a 3 lignes d'épaisseur. »

Le fait signalé par M. Shaw, démontré avec tant de soin par M. Mercier, est donc aujourd'hui acquis à la science.

Il prouve avec la plus grande évidence combien il est dangereux de laisser un malade s'épuiser en efforts dont on ne soupçonnerait difficilement la violence, si l'on n'en avait été témoin. Dirai-je maintenant que, dans les rétentions complètes, introduire une bougie est un remède insuffisant, dangereux même par la sécurité dans laquelle il place le médecin et le malade?

Que penser à plus forte raison de ces praticiens qui, en pareille circonstance, mettant dans la nature une confiance souvent trompée, proscrivent toute tentative chirurgicale, et bornent leur thérapeutique à l'emploi des antiphlogistiques?

L'oubli des lois suivant lesquelles se développent les maladies de la vessie et des nombreuses ressources que nous pouvons leur opposer permet seul d'expliquer une pareille conduite.

Tels sont les motifs qui m'ont empêché d'appliquer les bougies multiples aux rétentions complètes.

Ce n'est point une tige pleine qui doit alors être introduite dans la vessie, mais bien un tube par lequel l'urine s'écoule librement. Et malgré les obstacles qui s'opposent à la pratique de cette opération, je vais donner un procédé qui fort souvent permettra de l'exécuter avec sûreté et facilité.

Du cathétérisme pratiqué avec les instrumens rigides.

Un des plus grands obstacles qui s'opposent à l'étude du cathétérisme est peut-être l'extrême facilité avec laquelle, dans beaucoup de cas, cette opération est pratiquée. Il n'est point d'élève en médecine qui n'apprenne avec le plus grand soin les préceptes minutieux qui doivent le guider dans l'amputation partielle du pied. Là, en effet, le succès est impossible dès qu'on s'écarte un seul instant de la règle, tandis qu'assez souvent une sonde poussée en quelque sorte au hasard pénètre avec promptitude dans la vessie. Ce résultat étonne les commençans, et leur donne l'idée que le cathétérisme n'exige presque aucun apprentissage, jusqu'à ce qu'ils soient désabusés par des opérations moins heureuses.

C'est qu'en effet il n'est point de problème en chirurgie dont la solution demande plus de soins, plus d'études, plus de réflexion, que l'introduction d'une sonde dans la vessie. Jamais la moindre négligence ne peut être punie par des accidens plus graves.

Considéré sous le rapport du cathétérisme, l'urètre se compose de deux parties bien distinctes, séparées par l'aponévrose moyenne. La première s'étend depuis le méat jusqu'à cette cloison fibro-musculeuse ; elle se prête à des flexions variées. Aussi, quand l'urètre est sain, rien n'est plus simple que de faire pénétrer jusqu'au bulbe des instrumens de diverses figures.

On a formulé avec le plus grand soin les règles qui fixent la position de chacun des doigts du chirurgien pendant ce premier temps de l'opération ; mais à peine est-il exécuté, qu'à l'instant les difficultés commencent, et les préceptes deviennent moins explicites.

Pendant long-temps on s'est contenté de dire à l'élève d'imprimer alors à la sonde un mouvement de bascul qui doit la faire pénétrer dans la vessie : langage assurément bien vague, et peu propre à donner une idée précise de l'acte qui doit être accompli.

Le ligament de Carcassone, l'aponévrose horizontale, moyenne, du périnée, est un plan à peu près horizontal pendant la station verticale. (Pl. I, fig. 6 *d.*)

Ce n'est point une simple cloison fibreuse : entre deux lames aponévrotiques, elle renferme un muscle assez important ; les faisceaux charnus dont il se compose s'insèrent à la lèvre interne de l'arcade du pubis, et s'entrelacent autour de l'urètre. Leur contraction communique, sur le vivant, à l'aponévrose moyenne une tension dont on aurait une idée très-fausse si l'on examinait seulement sa résistance sur le cadavre. La direction de l'urètre est perpendiculaire à ce plan ; elle sera donc également celle qu'il conviendra d'imprimer au bec de la sonde. On évitera ainsi de l'engager dans l'espèce de cul-de-sac formé au niveau du bulbe par la membrane muqueuse.

Depuis l'aponévrose moyenne jusqu'à la vessie, l'urètre, long d'environ 2 pouces, est embrassé par des muscles et des aponévroses. Quoique ces attaches soient individuellement très-élastiques, leur multiplicité limite beaucoup les déplacemens qu'il est permis d'imprimer au canal. Si la sonde pouvait le parcourir sans l'écarter de sa position, sans que son bec frotte contre la membrane muqueuse, le cathétérisme serait exécuté avec la plus grande perfection imaginable.

Mais cette condition est-elle réalisable? Non, car une courbe semblable à celle de l'urètre peut seule le traverser sans altérer sa figure. Or la courbure qu'il décrit n'est point uniforme; il en résulte qu'un instrument rigide déformera nécessairement un point quelconque, par cela même qu'il se sera confondu avec la direction de la partie du canal qu'il vient de franchir.

Le cathétérisme imprime donc à l'urètre un

déplacement. Si ce conduit s'étendait beaucoup au dessus de l'aponévrose moyenne, si les sinuosités étaient multipliées, les difficultés seraient ici très-grandes. Après avoir traversé presque perpendiculairement l'aponévrose moyenne, il suit pendant 2 pouces environ une ligne concave antérieurement; puis il pénètre dans la vessie. Cette concavité est peu marquée : il en résulte que, dans ce court espace, l'urètre serait assimilé sans grande erreur à une courbe régulière.

Décrivons un cercle dont le centre serait sur le prolongement du plan de l'aponévrose moyenne, dont le rayon aurait un peu plus de 2 pouces (Pl. I, fig. 6); il s'approchera beaucoup de la portion de l'urètre que nous examinons; assez du moins pour que, sans aucune violence, on fasse coïncider l'axe du canal avec lui; et, en dirigeant la sonde suivant cette ligne idéale, on arriverait dans la vessie d'une manière assez rationnelle.

Pour rendre évidentes les règles qui détermineront ce mouvement, admettons pour un instant que les portions musculeuse et prostatique sont remplacées par un tube rigide courbé selon la direction que nous venons de fixer *c* (*fig.* 6) et *e* (8, *pl.* II).

Dans ce cas, pour pénétrer dans la vessie, nous n'avons plus le choix des moyens. Un seul nous reste : c'est de donner à un cathéter une forme identique à celle de l'urètre, et de l'introduire d'une manière quelconque *a* ou *c* (fig. 8) jusqu'au bulbe, point où commence le tube rigide; puis de faire en sorte que la direction de l'instrument soit le prolongement *b* de celle du tube; ou, en d'autres termes, que les centres de courbure de l'un et de l'autre soient sur un même point.

Quelle sera la nature du mouvement qui terminera l'opération? Supposons-le exécuté. Il est facile de voir (*fig.* 9) que tous les points de la sonde sont restés à une distance invariable de son centre de courbure : elle a donc simplement tourné autour de lui.

Tout mouvement de bascul ou d'abaissement qui écarterait tant soit peu l'instrument de sa route circulaire, ferait arc-bouter son bec contre la paroi supérieure ou inférieure du tube, et arrêterait à l'instant l'opération.

De cette hypothèse revenons à la réalité, et d'abord rendons à l'urètre ses parois naturelles. Constamment parallèle à l'axe du canal qu'elle doit traverser, la sonde n'exercera sur lui aucune violence. Mais il n'est plus béant; ses parois sont affaissées, le bec de l'instrument doit les écarter l'une de l'autre, et il commencera à produire sur elles un très-léger frottement. Celui-ci sera nécessairement augmenté si nous rétablissons la dernière condition de vérité, en rappelant que la courbure de l'urètre n'est point exactement celle que nous avons admise.

Assigner à ce canal une direction constamment la même, ce serait commettre une grossière absurdité ; ce serait oublier que sa forme dépend des différentes dimensions du bassin, et que, chez un même individu, l'état de vacuité ou de distension du rectum, de la vessie, la tuméfaction de la prostate, des tumeurs accidentelles, peuvent la modifier à l'excès.

Mais il s'agit en ce moment du cathétérisme en général. La règle posée, les exceptions en seront aisément déduites ; et le mouvement circulaire est celui qui me paraît convenir au plus grand nombre de cas.

En nous plaçant à ce point de vue, il nous sera facile d'apprécier les avantages et les inconvéniens attachés aux diverses espèces de sondes, ainsi que la manœuvre qui convient à chacune d'elles.

On a singulièrement varié leur forme : ces variétés peuvent être rapportées à la longueur de la courbe et à son rayon. Celui-ci étant long de 2 pouces et demi, quelle étendue donnerons-nous à la courbe ?

Supposons que l'extrémité de l'instrument soit

arrivée jusqu'au bulbe, et son centre confondu avec celui de l'urètre.

L'opération doit se terminer par la rotation de l'arc métallique autour du centre commun. La sonde est-elle courbée dans toute sa longueur? Le chirurgien tient entre ses doigts la moitié d'un cercle ; la main qui étend l'urètre peut, en s'allongeant sur lui, embrasser 3 à 4 pouces à partir du bulbe. Pendant qu'elle reste immobile, il suffit, pour introduire l'instrument dans la vessie, de pousser légèrement son extrémité avec celle de l'un des doigts de l'autre main (*Pl.* 2. *fig.* 7).

De cette manière, l'urètre a été transformé en un tube rigide, véritable conducteur dans lequel le cathéter était assujetti à glisser. La longue courbe de la sonde permet donc de confondre approximativement son centre avec celui de l'urètre, et de les maintenir réunis pendant le cathétérisme ; car, plus un arc de cercle est grand, plus il est facile de le placer de telle sorte que son centre soit un point donné, puis, le poussant avec une main, de l'assujétir, avec les doigts de l'autre, à tourner autour de ce point (*Fig.* 7).

Qu'arrivera-t-il maintenant si, diminuant la longueur de la courbe, nous réduisons à 2 pouces d'étendue cette portion de la sonde? Lorsque son extrémité sera près de franchir l'aponévrose moyenne, l'œil n'apercevra plus la courbe ; les doigts la sentiront bien encore, mais ils ne pourront que très-difficilement assigner une position à son centre, et encore moins l'y maintenir, car l'arc qu'ils ont saisi leur échappe et diminue à mesure que la sonde pénètre dans la vessie (*Pl.* 5, *fig.* 1).

C'est donc la portion droite de l'instrument qui doit ici servir de guide ; chaque point de cette partie de la sonde reste aussi, à la vérité, à une distance invariable du centre de courbure, et décrit autour de lui un arc de cercle.

Mais faire tourner une droite autour d'un point qui n'est pas placé sur sa direction, c'est un problème des plus difficiles.

Au moment où l'aponévrose moyenne va être traversée, établissons par la pensée des liens entre le centre de courbure et chaque point de la sonde. Ils devront tous être constamment tendus ; et il ne suffirait pas qu'un seul de ces points, le pavillon, par exemple, décrivit un arc de cercle.

Or, ces moyens artificiels, par lesquels on peut théoriquement assujettir la sonde à se mouvoir autour d'un centre, les appliquer au lit du malade serait sinon impossible, au moins ridicule.

Je pense donc que le second temps du cathétérisme sera exécuté d'autant plus facilement avec une sonde, qu'elle sera terminée par une courbe plus longue. Je remarquerai seulement que je parle ici du cathétérisme facile, pratiqué à travers un urètre sain. Dans les cas où ce conduit rétréci présente des obstacles au milieu desquels une exploration doit être faite, un instrument dont l'arc de cercle serait trop prolongé aurait des inconvéniens que je signalerai plus loin.

Tout le monde sait quelle fut, pour les sondes à longue courbure, la prédilection de quelques praticiens, et entre autres de l'admirable J.-L. Petit. Celle que préférait ce célèbre praticien était à double courbure, et cette disposition offre des avantages particuliers. Une sonde, courbée dans une seule direction et dans toute son étendue, rendrait très-difficile le premier temps du cathétérisme chez les individus dont l'abdomen est saillant.

Or, on parviendra à conserver une bien plus grande étendue de la courbe si, au lieu d'une partie droite, c'est un arc courbé en sens opposé qui lui fait suite : alors la main de l'opérateur s'éloignera de l'abdomen, sur lequel la partie droite ou courbée en sens inverse l'eût forcée de heurter. (Pl. 3, fig. 2.)

En général, quand on introduit une sonde dans la vessie, on la tient de telle sorte que, le malade étant debout, sa convexité est dirigée en bas. On peut cependant la présenter aussi dans une direction opposée, c'est-à-dire en tournant sa concavité vers les pieds du malade.

Il est évident que, de cette dernière manière, le mouvement ne peut plus être uniforme pendant toute la durée de l'opération, et faire pénétrer la sonde au delà du bulbe serait complètement impossible; mais cette impossibilité est peut-être un avantage. Remarquez, en effet, qu'il importe beaucoup au chirurgien de reconnaître avec précision l'instant où il arrive au bulbe, car aussitôt il doit placer la sonde perpendiculairement à l'aponévrose moyenne. Ce mouvement est-il effectué trop tôt ou trop tard, le bec de la sonde arc-boutera contre l'aponévrose moyenne ou contre la paroi supérieure de la portion musculeuse de l'urètre: or, la concavité de la sonde étant dirigée en bas, son bec arrivera nécessairement jusqu'au bulbe, mais ne pourra le dépasser. (Pl. 5, fig. 1.) Cette méthode, connue sous le nom de tour de maître, peut donc, dans le cas surtout où la courbe est très-longue, lever une incertitude fâcheuse. Lui demander plus, exécuter rapidement le mouvement demi-circulaire qui doit terminer l'opération, faire agir la sonde à l'instar d'une vrille, serait ne pas comprendre le véritable sens de ce procédé. Appliqué sagement, il n'est certes pas aussi déraisonnable qu'on a voulu le prétendre; il facilite beaucoup le premier temps du cathétérisme, dans le cas où, l'abdomen étant volumineux, on voudrait faire usage d'une sonde courbée dans une grande étendue.

J'irai même plus loin, et, quoique l'opinion que je vais émettre paraisse paradoxale, je dirai que le cathétérisme pratiqué par le tour de maître est, pour parvenir dans la vessie, le moyen le plus sûr, le plus facile, le plus à portée des commençans, si toutefois, l'urètre étant sain, l'on fait choix d'une sonde terminée par un quart de cercle. Dans l'autre méthode, une grande habitude peut seule permettre à l'opérateur de confondre le centre de courbure de la sonde avec celui de l'urètre. Ici, au contraire, la difficulté a disparu : l'instrument pénètre d'abord avec d'autant plus de facilité jusqu'au bulbe, qu'il suit la courbure naturelle de cette portion de l'urètre. Le malade est debout, et, pendant ce premier temps de l'opération, la partie droite de la sonde était tenue presque verticalement. Pour continuer, il faut, sans la moindre hésitation, mais par un mouvement lent et bien entendu, faire décrire à la sonde une demi-rotation pendant laquelle son bec restant en contact avec le bulbe, sa concavité est tournée en haut, et sa tige droite devient horizontale. (Pl. 5, fig. 1.) En ce moment, les centres sont approximativement confondus, et la rotation de la sonde terminera l'opération. Borner à un quart de cercle la courbure de la sonde a pour les commençans ce grand avantage, qu'ils se rendront très-exactement compte de la direction du bec, qui nécessairement est toujours perpendiculaire à celle du pavillon.

Pendant le cathétérisme, la sonde ne doit pas sortir d'un plan vertical qui diviserait l'abdomen en deux parties symétriques.

Ce précepte, toujours essentiel, le devient encore plus, s'il est possible, lorsque le bec de l'instrument est très-long. Dans ce cas, un mouvement de rotation imprimé au pavillon produira une déviation latérale très-prononcée : on l'éviterait avec certitude, en adaptant à l'extrémité manuelle de la sonde une petite tige transversale, qui, pendant tout le temps de l'opération, devrait rester parfaitement horizontale ; elle serait pour l'opérateur un véritable multiplicateur, par lequel la déviation, rendue plus apparente, serait rectifiée avant d'avoir pu nuire. Une telle précaution paraîtra peut-être puérile ; mais, dans les cas graves, je ne négligerais point d'y avoir recours.

Jusqu'ici nous avons décrit avec un rayon constant les arcs de cercle qui terminent la sonde. Ainsi le voulait Boyer, quelle que fût la longueur du bec. Mais on s'abuserait étrangement si l'on ne croyait le cathétérisme praticable qu'avec de tels instrumens.

Lorsque l'urètre est sain, on peut augmenter jusqu'à l'infini le rayon de courbure des sondes. Rien n'est simple comme un fait. La science s'enrichit-elle d'un nouveau détail, on est tout surpris qu'il ait jusque là échappé aux yeux; et, s'il est fécond en applications, les motifs qui devaient le rendre apparent se présentent en foule à l'esprit. C'est ce qui arriva pour l'introduction des instrumens droits dans la vessie. Mais on ne peut méconnaître qu'à M. Amussat appartient le mérite d'avoir démontré la possibilité de cette opération chirurgicale, en s'appuyant sur les preuves les plus positives : les recherches anatomiques.

Examinons donc les modifications qu'il convient d'apporter dans la manœuvre de la sonde, à mesure que son rayon de courbure s'accroît. Désormais il ne sera plus question de pénétrer dans la vessie sans déplacer l'urètre, et il faudra mettre en jeu l'élasticité des liens qui le fixent au bassin.

L'extension que nous leur ferons subir est rarement un inconvénient.

Un instrument flexible étant introduit dans l'urètre, on peut le redresser aisément ; aussi une sonde droite exposera à blesser l'urètre, non point par son corps, mais par son bec. Bien diriger celui-ci est la principale difficulté.

La perfection dans cette opération consisterait donc à faire en sorte que l'instrument se confondît successivement avec la tangente, qui serait menée à chacun des points de l'urètre qu'il va franchir.

Lui imprimer cette direction sera surtout nécessaire dans les points qui sont peu mobiles. Prenons pour exemple l'espèce de diaphragme formé par l'aponévrose moyenne. Il ne peut subir que de très-faibles déplacemens ; or il est perpendiculaire à l'urètre : c'est donc perpendiculairement à son plan que la sonde devra être présentée si l'on veut qu'elle s'y engage aisément. Au delà du bulbe, l'urètre devient plus mobile, et on pourra le parcourir dans une direction un peu oblique par rapport à la sienne. Néanmoins il est utile d'examiner par quelle succession de mouvemens la sonde se présenterait toujours parallèlement à lui.

L'instrument étant au niveau de l'aponévrose

moyenne et perpendiculaire à son plan, il devra décrire encore un mouvement de rotation autour du centre idéal, dont une distance invariable séparera tous les points.

Cette conception est purement théorique.

L'urètre décrit deux courbes dirigées en sens inverse, et qui se réunissent au bulbe. L'antérieure, celle qui de ce dernier point s'étend jusqu'au méat, tourne en haut sa convexité; elle est maintenue dans cette position par un faisceau fibro-musculaire élastique, mais souvent très-puissant, et qui, après avoir embrassé l'urètre, remonte se fixer à la face antérieure de la symphyse. C'est le ligament suspenseur de la verge.

Soit une sonde droite introduite jusqu'au bulbe. Pour lui donner la direction d'une tangente menée à la région prostatique de l'urètre, il faudrait imprimer au ligament suspenseur un alongement auquel, malgré son élasticité, ce faisceau fibreux ne peut se prêter. Il va brider ici le mouvement de la sonde qui, dans le commencement, est très-défavorablement placée pour l'étendre; mais, dès qu'elle a franchi l'aponévrose moyenne, les difficultés diminuent beaucoup. L'aponévrose et le ligament sont, l'un par rapport à l'autre, dans cette opération, de véritables antagonistes. C'était à l'abaissement de l'instrument que s'opposait celui-ci : celle-là, au contraire, unie aux tubérosités de l'ischion, ne permet pas d'en éloigner l'ouverture percée à son centre, et l'instrument qui s'y est engagé ne pourra se rapprocher du pubis que d'une très-petite quantité. De ces deux ligamens, l'un sert de point d'appui pour agir sur l'autre, et réciproquement.

Le ligament suspenseur est-il supposé inextensible, il transforme la sonde en un levier qui prendrait son point d'appui sur les premières fibres du muscle bulbo-caverneux. A mesure que l'on abaisse le pavillon de la sonde, son bec élève le point mobile, c'est-à-dire le diaphragme formé par l'aponévrose moyenne. C'est ici le cas d'un levier du premier genre, dans lequel le centre de rotation est beaucoup plus voisin de la résistance que de la puissance; condition dont je ne m'arrêterai point à faire ressortir l'avantage.

Qu'au lieu de cela, le diaphragme devienne immobile, alors le ligament suspenseur sera la résistance. Nous aurons un levier du second genre, mais disposé encore très-favorablement, puisque la résistance est très-rapprochée du point fixe.

Dans le cathétérisme, ni le ligament ni l'aponévrose ne sont inextensibles. Chacun d'eux se prête au mouvement général. De la combinaison des deux actions que j'ai séparément analysées résulte le redressement des portions bulbeuse et musculeuse.

Après la mort, la flaccidité du ligament suspenseur est quelquefois si grande, qu'on peut terminer l'opération ainsi que le voudrait la théorie, en plaçant le cathéter tangentiellement aux dernières portions de courbe. Mais, chez le vivant, le bec de la sonde frottera nécessairement sur la portion prostatique pour en amener la dépression. Aussi, lorsque la prostate est malade, le cathétérisme rectiligne est-il fort douloureux ou impossible; et même, dans un urètre sain, on parvient rarement à présenter la sonde presque perpendiculairement à l'ouverture de l'aponévrose moyenne. Pour lui imprimer cette direction, deux conditions sont indispensables : il faut savoir à quel instant ce mouvement devient nécessaire, et comment on doit l'exécuter.

Sur le cadavre il est très-facile de sentir le moment où l'extrémité du cathéter est au niveau du petit diaphragme. Il suffit de conduire l'instrument verticalement, le sujet étant dans la position horizontale. Bientôt on est arrêté par la résistance du bulbe; il serait perforé, si l'on poursuivait la même direction. Mais, au contraire, on retire la sonde d'une ou de deux lignes, et son bec est en contact avec le diaphragme, prêt à s'y engager dès que la direction sera convenable.

Ce premier temps est souvent fort embarrassant au lit du malade. Si l'urètre est rétréci, si le muscle bulbo-caverneux se contracte fortement, on peut être induit en erreur par une résistance qui n'est pas celle du bulbe. On redresserait alors l'instrument beaucoup trop tôt, et, loin d'avancer, il butterait contre l'aponévrose moyenne. Une grande habitude ne met pas toujours l'opérateur à l'abri de cette erreur. C'est en vain qu'on chercherait à l'éviter en mesurant sur un grand nombre de sujets la distance du bulbe, soit à la symphyse, soit à l'anus. Ces données, loin d'être identiques dans tous les cas, varient notablement, et une précision mathématique serait ici nécessaire, tant est grande la différence entre les deux mouvemens qui se succèdent l'un à l'autre.

Le plus sage est de parcourir successivement, avec le bec de la sonde, la symphyse, le ligament sous-pubien, puis l'aponévrose moyenne, jusqu'à ce qu'on soit averti de la présence de l'ouverture par une sensation particulière, mais, il faut en convenir, assez délicate à saisir.

Pour continuer l'opération, on a déterminé,

par rapport à l'axe général du corps, la direction qui doit être imprimée à la sonde. Ce précepte n'est point d'une application commode. En effet, une des premières règles du cathétérisme consiste à mettre dans un relâchement complet les muscles du malade sur lequel il doit être pratiqué. Lorsque la tête est fléchie sur le tronc, et celui-ci sur le bassin, qu'est devenu l'axe du corps, et comment avoir toujours sa direction présente à l'esprit?

Maintes fois, je l'avouerai, je fus fort embarrassé pour déterminer cette ligne imaginaire ; je cherchai donc un régulateur moins variable.

Le sommet de la symphyse et les deux épines iliaques antérieure et supérieure sont trois points qu'il est toujours facile de retrouver. J'ai fait construire une espèce de compas formé de trois branches articulées et situées dans un même plan. (Pl. 3, fig. 5.) L'une d'elles, prolongée au delà de l'articulation, diviserait par son milieu l'espace compris entre les deux autres. Celles-ci, un peu courbées l'une vers l'autre, dérivent deux concavités qui se regardent. Or, plaçons l'articulation *a* sur la symphyse, et dirigeons les deux branches symétriques de telle sorte qu'elles s'appuient sur les épines. Quelle que soit la position que l'on donne au malade, le rapport de ces trois points est invariable, et la direction du plan qui les renferme sera prolongée entre les cuisses par la troisième branche du compas. Reste maintenant à déterminer l'angle compris entre cette tige métallique et le cathéter, au moment où sa direction est la plus convenable pour traverser l'aponévrose moyenne. Rien, en vérité, n'est plus simple; et, sur un nombre considérable de sujets, j'ai constamment trouvé égal au tiers d'un angle droit (pl. 5, fig. 1) l'espace triangulaire qui sépare ces deux lignes. Sur le vivant, le même moyen pourrait être employé : il permettrait à un opérateur peu expérimenté de faire succéder sans trop d'hésitation le second temps du cathétérisme rectiligne au premier. Mais le ligament suspenseur est moins extensible que sur le cadavre, et il convient de lui faire une concession variable selon les individus. On doit aussi tenir compte de leur embonpoint; lorsqu'une couche épaisse de graisse a revêtu le pénil, on pourra diminuer l'angle compris entre le cathéter et la tige qui le dirige. Si l'on insistait trop pour les rapprocher l'un de l'autre, on verrait se former deux sillons dessinant exactement autour de la racine de la verge la terminaison et l'insertion au pubis du muscle bulbocaverneux. Dans ces deux dépressions, le malade dirait éprouver de la douleur, mais celle-ci ne sera presque jamais suivie d'accidens. En cherchant trop soigneusement à l'éviter, les personnes peu exercées au cathétérisme s'exposeraient à un danger beaucoup plus grave, à déchirer la partie postérieure du bulbe et de la région membraneuse.

Je me suis efforcé de rapporter à des règles générales l'opération qui consiste à introduire une sonde dans la vessie. Je l'ai fait non point dans le but chimérique de soumettre à des préceptes invariables le mouvement d'un instrument qui traverse l'urètre ; interprétées ainsi, ces recherches seraient beaucoup plus nuisibles qu'utiles : elles donneraient à l'opérateur une assurance qui pourrait être funeste au malade ; mais j'ai pensé que le meilleur moyen d'acquérir promptement une longue expérience d'une opération, c'est de commencer par en bien comprendre l'esprit.

Les détails dans lesquels je suis entré paraîtront peut-être trop minutieux ; cependant je suis loin d'avoir épuisé la difficile question du cathétérisme. Un point me reste à traiter, et son importance est grande. Quel doit être le diamètre des sondes ?

S'il s'agissait uniquement de traverser un urètre sain, la réponse serait facile et prompte. Il est vrai de dire que, dans ce cas, un instrument un peu volumineux pénétrera dans la vessie plus promptement et plus sûrement qu'un autre plus délié ; mais, ne l'oublions point : c'est surtout à travers un conduit rétréci qu'à force d'étude nous devons apprendre à diriger une sonde. Un examen approfondi sera ici d'autant plus nécessaire, que récemment des doctrines étranges ont été émises. On a dit que, pour franchir un rétrécissement étroit, l'instrument le plus volumineux était le meilleur. Ceci a été pris au sérieux, et des accidens bien graves ont été la suite naturelle des essais tentés dans le but de vérifier cette terrible proposition.

Qu'une déchirure de l'urètre médiocrement étendue puisse causer une mort prompte, c'est un fait dont le cathétérisme forcé m'a rendu témoin. Rapporter des accidens de ce genre me serait assurément facile ; mais remuer la poussière de nos archives pour y chercher des cas malheureux, pour prouver qu'en voulant être utile le chirurgien peut nuire, c'est un rôle fort triste, excusable seulement, à mes yeux, par l'absence d'autres preuves démontrant la vérité.

Les notions les plus simples d'anatomie pathologique jugent aisément l'emploi des instrumens volumineux dirigés contre les coarctations anciennes et très-prononcées.

Pour quiconque a fait un grand nombre d'autopsies, il est démontré que l'on doit admettre des distinctions multipliées; lorsque l'on veut apprécier la longueur et la résistance des rétrécissemens, les variétés sont infinies. Que, si, fort souvent, l'urètre n'est rétréci que dans l'espace de deux ou trois lignes, d'autres fois l'obstacle a envahi un pouce et plus.

La coarctation est-elle récente? Succède-t-elle à une inflammation ou à une lésion locale qui n'a pas encore eu le temps de transformer complètement les tissus malades, l'injection sanguine sera le principal caractère anatomique; la membrane muqueuse est tuméfiée ainsi que le tissu cellulaire qu'elle revêt. Elle s'irrite par le contact des instrumens déliés qui lui causent, en général, une vive douleur. Si le rétrécissement n'est point très-prononcé, des instrumens un peu volumineux seront ici convenables. Les cas de ce genre sont aussi ceux dans lesquels les antiphlogistiques réussissent généralement très-bien.

Mais voyez le contraste. Vous êtes appelé à sonder un malade atteint d'un rétrécissement fort ancien, long, je suppose, de 15 lignes et demie, ainsi que récemment j'en ai rencontré un. Son diamètre est d'une ligne environ; ses parois sont formées par du tissu inodulaire enveloppé lui-même par une espèce de cartilage.

N'est-on pas justement effrayé des ravages que va produire une sonde énorme poussée par une main vigoureuse ?

L'évidence est ici tellement grande, qu'insister plus long-temps me paraît superflu, et jamais axiome ne fut, à mes yeux, plus incontestable que celui-ci : on doit proportionner le diamètre des instrumens à celui des conduits qu'ils sont destinés à parcourir.

Une autre vérité, moins frappante, peut-être, au premier coup d'œil, mais plus importante encore que la précédente, est celle que je formulerai ainsi : Toutes les fois qu'un rétrécissement de l'urètre arrêtera un instrument rigide, le chirurgien ne le conduira sûrement dans la vessie qu'autant que ce cathéter sera plus volumineux vers son bec qu'en tout autre point de sa longueur. Je m'explique. Lorsque l'urètre a été rétréci par une maladie quelconque, les connaissances anatomiques les plus minutieuses ne mettront point l'opérateur à l'abri des fausses routes et des déchirures que causera l'instrument dont il est armé. Des renseignemens d'un autre ordre peuvent seuls l'éclairer. Je veux parler de cette exploration, de ces tâtonnemens méthodiques à l'aide desquels il reconnaît, avant de la suivre, la route qui s'offre à lui. L'indication la plus précieuse lui est fournie par une sensation particulière, une légère résistance qu'il éprouve en cherchant à retirer l'instrument qui semble étreint par le rétrécissement. Dès qu'il l'a obtenue, plus de doute; la route est bonne, il faut la suivre, et, selon toute apparence, en poussant modérément la sonde, on lui fera franchir l'obstacle qui s'opposait à son passage.

Mais ce signe d'une si haute valeur, à mes yeux, il devient complètement nul, dangereux même, par l'erreur dans laquelle il nous entraînera, si nous supposons que la sonde est un cône dont son extrémité antérieure serait le sommet, et son pavillon la base *aa* (*pl.* 3, *fig.* 3).

Elle a pénétré dans l'urètre à une certaine profondeur; elle rencontre un obstacle qu'une très-légère impulsion ne peut surmonter. Que faire alors? J'admettrai, si l'on veut, que la sonde est serrée par l'urètre : qu'elle y est même retenue avec beaucoup de force. Mais quelle conséquence en tirer? Osera-t-on augmenter la pression, diriger l'instrument en quelque sorte au hasard?

Assurément ce ne sera point l'étreinte de la sonde qui en imposera à un chirurgien éclairé. Il sait trop bien qu'au moment où le corps de l'instrument est le plus fortement embrassé par l'urètre, son extrémité peut être sur le point de le perforer.

Quant aux connaissances anatomiques, loin d'en faire preuve, un praticien se montrerait, je crois, fort étranger à cette science, s'il affirmait que, par son seul secours, il saura suivre exactement le trajet de l'urètre, modifié ou non par la maladie qui l'a rétréci. Une expérience bien simple ferait aisément justice de telles prétentions : il suffirait de simuler sur un cadavre des rétrécissemens dans l'urètre, puis d'engager cette même personne à les franchir.

Que, dans tous les cas, la sonde conique parvienne dans la vessie, rien de plus simple; mais préciser la route qu'elle aura suivie pour y arriver, serait au dessus de notre intelligence. En un mot, l'anatomie ne peut jamais dispenser de l'exploration : demandons-lui seulement de la guider et d'empêcher que des essais soient faits dans une direction qui ne peut conduire au but.

Donnons au contraire à la sonde une forme (*aa pl.* 3; *fig.* 4)inverse de la précédente; à l'instant toute incertitude disparaît D'assez longues recherches seront quelquefois nécessaires pour l'engager de telle sorte, qu'elle soit étreinte par le rétrécissement; mais ce signe une fois obtenu, tous les doutes sont levés, et l'obstacle sera immédiatement franchi, s'il n'y a pas entre son diamètre et celui de l'instrument une trop grande disproportion.

Un autre avantage attaché à ces derniers instrumens, c'est qu'après avoir assuré la direction, ils transmettent à l'obstacle toute la pression qu'ils reçoivent de l'opérateur. La sonde conique, au contraire, en dépense une partie sur les parois qui s'étendent depuis le méat jusqu'à l'obstacle.

Considérée en elle-même, cette perte de force serait peu importante; mais elle habitue le chirurgien à cette idée, qu'un effort imprimé à la sonde n'est point supporté en totalité par l'obstacle. Vienne un cas où l'urètre, naturellement large, n'opposera point la résistance accoutumée, et le rétrécissement courra grand risque d'être déchiré par une pression qui ne lui était pas exclusivement destinée.

Ainsi donc, pour sonder sagement, avec prudence, en mettant de son côté toutes les chances de succès, on devra faire choix d'un instrument dont l'extrémité sera la partie la plus volumineuse. Sur ce point, ma conviction est tellement profonde, que je déplore sincèrement mon impuissance à la mieux faire partager.

Mais ce principe une fois admis, une autre difficulté se présente. Les instrumens rigides que l'on introduit dans la vessie sont en général des tubes destinés à établir une communication entre l'extérieur et cette cavité, afin de la débarrasser du liquide qu'elle peut contenir.

Pour maintenir entre les deux parties de la sonde la disproportion favorable à son introduction ; pour rendre son corps très-étroit, il faudra, soit amincir outre mesure ses parois et s'exposer au risque de la briser pendant l'opération, soit diminuer le conduit central au point de le rendre capillaire, et, dans ce cas, le but ne sera qu'imparfaitement atteint : les mucosités obstrueront le tube, et la vessie ne se videra point.

Un instrument délié sera seul aisément introduit, et l'urine ne sera complètement évacuée que par un tube volumineux largement ouvert.

Ces exigences du problème, si fortement contradictoires, voici comment je suis parvenu à les concilier.

Négligeant pour un instant l'indication de vider la vessie, j'ai fait construire l'instrument le plus avantageux pour pénétrer dans cette cavité, en traversant les rétrécissemens les plus étroits.

Une tige d'acier, droite, cylindrique, d'un millimètre un quart environ de diamètre *bc* (*pl.* 4, *fig.* 1), et terminée par un arc de cercle long de 4 centimètres. A partir de son extrémité *a*, large d'un millimètre trois quarts, celui-ci diminue progressivement jusqu'au point *c*, où il se confond avec la tige d'acier. Lorsque l'urètre était libre, il suffisait de faire suivre au cathéter une direction approchant de la sienne, et alors une longue courbe était avantageuse; mais ici une solution approximative ne peut satisfaire au problème : la plus grande précision est indispensable. Pour l'atteindre, on doit explorer à chaque pas la route que l'on parcourt. Or, dans ces recherches, une longue courbe est plus nuisible qu'utile.

Quant à la forme de cette courbure, elle doit varier à la volonté de l'opérateur, qui, dans chaque cas, lui fera prendre celle qui lui paraîtra la plus convenable.

C'est pourquoi la portion courbe est formée par une spirale d'argent, munie à son centre d'un mandrin ; celui-ci empêche qu'elle ne s'alonge, et lui donne en même temps la raideur nécessaire pour que, pendant les explorations, elle ne s'écarte pas de la forme que le chirurgien lui a imprimée.

Enfin un petit rectangle (*fig.* 8 et 9) s'adapte à la tige rectiligne du cathéter. Avant de serrer la vis *c* qui les unit, on doit le placer de telle sorte, que son plan soit perpendiculaire à celui de la sonde. Cet appendice a pour but de prévenir les déviations latérales du cathéter pendant l'opération ; il remplace le pavillon de la sonde. Toutes les mesures ont donc été prises pour rendre l'introduction de cet instrument sûre et facile.

Mais, en admettant qu'on ait pu l'effectuer, la tâche du chirurgien n'est point remplie. Vider la vessie, laisser, si le cas l'exige, une sonde élastique dans cette cavité, telles sont les indications auxquelles il doit satisfaire.

L'extrémité externe du cathéter porte un pas de vis *o* (*pl.* 4, *fig.* 1) sur lequel s'ajuste un écrou terminant un stylet d'argent, long de 10 pouces. Cette réunion double la longueur de la tige d'acier, sans augmenter son diamètre.

Cherchons maintenant à la transformer en un canal du plus grand diamètre, qui peut être admis dans l'urètre.

Je fais glisser sur elle des tubes concentriques ajustés avec beaucoup de précision ; le plus volumineux, large de 7 millimètres, en contient neuf d'un calibre progressivement décroissant jusqu'au plus petit, qui se trouve exactement rempli par la tige du cathéter primitif.

Le stylet d'argent étant maintenu immobile, on introduit sur lui un premier tube, puis un second, puis un troisième, jusqu'à ce que la résistance opposée par le rétrécissement indique qu'il faut suspendre l'opération.

Le premier tube étant arrêté à l'origine de la portion courbe du cathéter; le second porte à l'intérieur de son extrémité externe une saillie *c* (*pl.* 4, *fig.* 2) qui ne lui permettra pas de dépasser le premier *o*, et ainsi de suite pour les autres (*fig.* 3): en sorte que leurs extrémités antérieures réunies formeront une portion de sphère ou d'ellipsoïde *c* (*pl.* 4, *fig.* 4).

Mais, quel que soit le point auquel la dilatation a été portée, il est toujours facile de retirer de l'un des tubes tous ceux qu'il contient, et qui ont été glissés avant lui sur le cathéter primitif.

En effet, les saillies internes ne sont point invariablement fixées; la plus légère traction transversale les écarte de l'axe du conduit métallique, et elles cessent alors de s'opposer à l'extraction des tubes intérieurs *c* (*fig.* 5 et 6). Elle est effectuée au moyen du stylet central *o* (*fig.* 6). Pendant ce temps, la partie courbe du cathéter, primitivement introduit, subit un redressement d'autant plus prononcé, que le tube auquel on s'est arrêté est plus petit I, (*fig.* 10).

Enfin une sonde élastique est placée dans la vessie par l'intérieur du conduit métallique, et, pendant qu'on retire celui-ci, on la maintient immobile au moyen d'un mandrin quelconque.

Ainsi se termine l'opération, et jusqu'ici le

procédé est, je crois, assez simple ; mais déjà il a dû soulever des objections, et je vais m'empresser d'y répondre.

Si les tubes étaient ajustés avec une précision mathématique, chacun d'eux ne fatiguerait l'urètre que par la distension qu'il lui ferait subir. Or cette perfection est fort rare. Pour rendre l'opération aussi peu douloureuse qu'il était possible, j'ai recouvert tout l'appareil d'une enveloppe membraneuse qui augmente à peine le volume du cathéter : elle n'apporte aucune difficulté dans l'introduction de cet instrument; mais elle protègera avec la plus grande efficacité l'urètre contre les tubes avec lesquels désormais il ne sera plus en contact. Ceux-ci seront glissés entre le cathéter et l'enveloppe; puis l'opération se terminera toujours de la même manière. Cette enveloppe, on peut la faire de plusieurs substances différentes. Pendant long-temps je me suis servi exclusivement d'une petite bande de parchemin roulée autour de la partie droite du cathéter, non point en spirale, mais cylindriquement. Chaque tube, en passant, la développe d'une faible quantité, et imprime ainsi à l'urètre une dilatation fort inoffensive.

Ce moyen est bon ; cependant il ralentit un peu l'opération.

En effet, si l'on enroule l'enveloppe un trop grand nombre de fois sur elle-même, elle opposera une résistance incommode à l'introduction des tubes, car ils ne peuvent avancer qu'en la développant.

Il serait difficile de faire subir à un de ces rouleaux un développement qui doublerait son volume primitif, et, lorsque celui-ci sera très-petit, la dilatation s'arrêtera promptement. Pour la poursuivre, il faudra, par l'intérieur du dernier tube, introduire un second rouleau plus volumineux que le premier. On obtiendra plus rapidement le même résultat, en se servant pour enveloppe de l'intestin d'un petit animal préparé à l'instar de la baudruche. A mesure que les tubes l'exigeront, il s'ouvrira plus facilement encore, non plus en se déroulant, mais par un véritable déplissement qui pourra être porté jusqu'à 4 lig. de diamètre.

Le petit plan qui assurait la direction verticale de la sonde sert en même temps de pince pour saisir l'extrémité de l'enveloppe membraneuse *e* (*fig.* 8 et N *fig.* 7).

Cette pince, dès que le cathéter est arrivé dans la vessie, s'opposerait à l'introduction des tubes. Il convient donc de desserrer la vis qui l'unissait momentanément à la tige d'acier.

A mesure qu'il avance dans l'urètre, chaque tube rencontre deux sortes de résistances : l'une provient du rétrécissement qui s'oppose à la dilatation; l'autre est causée par les frottemens du tube sur celui qui l'a précédé. Lorsque l'appareil est construit avec soin, cette seconde résistance est fort minime; néanmoins elle aurait pour effet de pousser légèrement dans la vessie le cathéter central : c'est pourquoi le stylet d'argent était tenu d'une main, tandis que l'autre poussait les tubes. Mais l'enveloppe peut remplir la même indication; elle est liée, au commencement de la partie courbe, par un fil de soie plate, formant un nœud coulant dont l'extrémité dépasse le méat urinaire. Dans cet état, l'enveloppe résiste à une impulsion longitudinale imprimée au cathéter; puis, la dilatation terminée, une faible traction sur le fil détruit cet ajustement temporaire, qui n'eût point permis de retirer le cathéter sans entraîner en même temps l'enveloppe. Celle-ci reste donc, et jusqu'au dernier moment elle protège l'urètre, qui, par le fait, n'est jamais en contact avec les tubes.

On a pu remarquer qu'en définitive c'est un tube droit qui fait communiquer la vessie avec l'extérieur; cependant tous les inconvéniens attachés au cathétérisme rectiligne ont disparu, puisque le cathéter primitivement introduit est recourbé à son extrémité.

Le redressement qui suit cette dernière opération est très-facile dans l'immense majorité des cas ; néanmoins, pour éviter d'alonger le ligament suspenseur, lorsqu'il est court ou très-contractile, on devra donner à tous les tubes une courbure uniforme. L'emploi de l'instrument sera toujours le même ; sa confection exigera seulement un peu plus de soin de la part de l'ouvrier.

Voilà, dira-t-on, bien des complications. J'en conviens ; mais, en les comptant, remarquez que chacune d'elles remplit une indication utile ; puis supprimez-les toutes successivement, et vous arriverez à la sonde conique, acérée, instrument d'une simplicité vraiment merveilleuse.

Quant à moi, si l'on me condamnait à faire usage d'un moyen aussi barbare, je préfèrerais renoncer à l'exercice de la médecine.

Pour établir les avantages de la méthode qui vient d'être exposée, je pourrais ajouter à ce qui précède beaucoup d'autres considérations fort logiques ; mais elles se présenteront d'elles-mêmes à l'esprit de quiconque réfléchira sur cette matière. Aussi bien il est temps de recourir à des preuves d'un autre ordre, à celles qui sont fournies par les observations cliniques.

Le 26 septembre 1836, on apporta à l'Hôtel-Dieu le nommé Caroulle, ex-sergent-major, âgé de trente-trois ans. Ce malade était dans l'état le plus déplorable. Depuis trois jours il n'avait pu uriner, et le sang s'écoulait abondamment par l'urètre.

Quant aux maladies qu'il avait éprouvées précédemment, voici les détails qu'il me donna avant de quitter l'hôpital, car, au moment où il y entra, vainement lui adressait-on des questions : elles restaient sans réponse.

En 1821, il contracta une première blennorrhagie pour laquelle il ne fit aucun traitement. Quelque temps après, il éprouva en urinant une difficulté qui augmenta progressivement, et le contraignit d'entrer, en 1823, à l'hôpital maritime de Brest. On employa sans succès les injections vineuses, les bains et les bougies.

Il fit une croisière sur les côtes du Brésil pendant vingt-un mois, souffrant toujours de son écoulement, et ne pouvant qu'avec beaucoup de peine vider incomplètement sa vessie.

En 1825, il revint en France, et cette affection, jugée incurable, le fit réformer de la troupe de mer.

Cependant il reprit du service dans l'armée de

terre, et subit à Lille, pendant trois mois, un traitement mercuriel (frictions, lotions, etc.).

Bientôt il vit se développer un ulcère sur le gland, puis trois bubons à l'aine droite, des végétations à l'anus, et des pustules à la tête. Tout cela disparut sans traitement.

En 1829 et 1830, il fut traité au Val-de-Grace pour son rétrécissement et son écoulement, qui persistaient toujours.

Il prit du baume de copahu, des pilules, du sirop sudorifique. Vinrent ensuite les fumigations, les bougies à demeure, la cautérisation et l'incision du canal. Ce dernier moyen ne fut essayé qu'une fois.

Après cinq mois et demi de traitement, plus malade que jamais, et n'urinant que goutte à goutte, il rejoignit son corps à Clermont, en Auvergne.

Il entra à l'hôpital, accablé de douleur. Ses urines étaient bourbeuses, fétides; des bains, des sangsues, et des tisanes rafraîchissantes, lui procurèrent un peu de soulagement.

A cette époque, son régiment fut envoyé à Montpellier. Il fit dans cette ville trois mois de séjour à l'hôpital : on pratiqua la cautérisation un nombre considérable de fois, puis il sortit comme il était entré.

Enfin, en 1835, de retour dans ses foyers, ayant une nourriture saine, et menant une vie moins active, ce malade souffrait un peu moins. Il n'urinait toujours qu'avec la plus grande difficulté; mais chez lui cette incommodité était devenue habituelle. Tant de traitemens inutiles l'avaient découragé : il était résigné.

Le 24 septembre 1836, il alla en partie de plaisir dîner dans un petit village, à deux lieues de Paris. A table, il but environ une bouteille de vin. Deux heures après, il éprouva un besoin pressant d'uriner qu'il ne put satisfaire; la vessie, naturellement très-sensible, s'irrita aussitôt très-vivement, et le médecin du lieu fut appelé.

Il essaya sans succès le cathétérisme avec une sonde d'argent : elle ne put pénétrer; il sortit beaucoup de sang. Le malade désira revenir à Paris; mais le mouvement de la voiture lui causait de telles angoisses, que, malgré la longueur du trajet à parcourir, il préféra faire la route entièrement à pied. La nuit fut sans sommeil. Le 25, par trois fois, un médecin tenta sans succès de pénétrer dans la vessie avec une sonde d'argent. Le sang s'écoulait avec abondance. Le 26, cet homme se fit transporter à l'Hôtel-Dieu dans un état que, dans la note qu'il m'a remise et à laquelle j'emprunte le récit qui précède, il qualifie d'horrible.

Le chirurgien de garde le reçut. L'urgence était telle qu'il crut devoir aussi essayer le cathétérisme. Il le fit avec beaucoup de ménagemens, et renonça promptement à des tentatives qui renouvelaient l'hémorrhagie et ne paraissaient pas devoir être couronnées de succès.

Un bain fut prescrit.

Le mardi matin, à l'heure de la visite, M. Breschet avec une sonde d'argent de 2 lignes de diamètre constate un rétrécissement à 3 pouces du méat.

Mais quoique la sonde ait été poussée très-légèrement, un jet de sang est lancé avec force au moment où on la retire pour lui substituer une bougie filiforme. Celle-ci pénètre jusqu'à 5 pouces environ. Elle ne peut dépasser ce point.

On la fixe dans le canal et l'on recommande au malade de tenter de l'introduire chaque fois qu'il fera effort pour uriner.

Mercredi 27. Le malade souffre un peu moins. Quelques gouttes d'urine sont sorties par regorgement, et la vessie n'est plus aussi saillante que la veille. Du pus, mêlé de sang, s'écoule abondamment de l'urètre. (25 sangsues au périnée, un bain).

Mais cette amélioration ne devait être que momentanée. Dans la journée l'urine se supprime de nouveau, le pouls s'accélère, la sueur augmente, et les souffrances s'exaspèrent. Cet état s'aggrave encore pendant la nuit et l'élève de garde essaie inutilement le cathétérisme avec tous les ménagemens qu'exigeait la violence des douleurs.

Le jeudi 28, à l'heure de la visite, nous trouvons le malade dans une anxiété difficile à décrire. Le pouls est petit : il bat 120 coups par minute. La sueur est visqueuse. Elle exhale fortement l'odeur urineuse. Le poids des couvertures ne peut être supporté.

M. Breschet introduit avec la plus grande prudence une sonde ordinaire en argent. Il pense reconnaître une fausse route à 3 pouces environ du méat. Beaucoup de sang s'écoule. La sonde est retirée. Une bougie filiforme ne réussit pas mieux ; elle s'arrête à 5 pouces. M. Breschet essaie de franchir le rétrécissement avec les sondes les plus petites, soit en métal, soit en tissu élastique, qui se trouvent dans l'appareil. — Toutes ces tentatives sont infructueuses, et quoiqu'elles aient été exécutées avec la plus grande habileté, leur inutilité accroît l'exaltation du malade.

M. Breschet juge ce cas l'un des plus graves

qui se soient offerts à lui dans le cours d'une bien longue pratique. Il annonce que dans une demi-heure il fera la ponction de la vessie.

C'est en ce moment que je le priai de tenter une dernière fois de pénétrer dans la vessie avec l'instrument que j'ai précédemment décrit. L'insuccès me paraissait presque certain et il devait rejaillir d'une manière fâcheuse sur un procédé qui en était pour ainsi à ses débuts. Mais la position du malade était trop triste pour laisser place à de pareilles considérations. Ma proposition fut acceptée avec la plus grande complaisance.

Je présentai donc à M. Breschet un cathéter dont la partie courbe décrivant le quart d'un cercle de 20 lignes de diamètre, était large de 3/4 de ligne. La tige droite n'excédait pas 2/3 de ligne.

Après avoir pénétré jusqu'à 5 pouces 1/2, cet instrument parut étreint dans un rétrécissement : néanmoins il fut retiré, car son pavillon mal fixé laissait quelque incertitude sur la direction de sa portion courbe. Mais au moment où son extrémité fut dégagée du rétrécissement, l'urine s'écoula et il sortit par le méat environ deux onces de ce liquide. Ce premier résultat était encourageant. Le cathéter est de nouveau introduit, son extrémité est fortement serrée par la coarctation, mais bientôt elle la franchit et pénètre dans la vessie.

Alors je glissai sur lui des tubes successifs jusqu'à ce qu'il eût atteint dans sa partie droite un diamètre de 3 millimètres 1/2. Puis les tubes intérieurs furent retirés et le cathéter se trouva ainsi transformé en un canal de 3 millimètres de diamètre. Aussitôt l'urine jaillit avec force, et, pendant qu'elle s'écoulait, le tube fut remplacé par une sonde flexible d'un diamètre presque égal au sien. Je ne m'arrêterai point à dire comment cet homme passa instantanément du désespoir le plus profond à une extase de bonheur que l'on se représenterait difficilement sur un lit d'hôpital. Ma joie fut bien vive aussi, et je puis le dire, elle ne fut entachée d'aucun sentiment personnel.

Pour la première fois on était donc parvenu à introduire une sonde dans la vessie de cet homme. 10 minutes après cette opération, épuisé par ses souffrances et par une insomnie de 3 nuits, il s'endormit profondément. A 3 heures il fut mis dans un bain qui le soulagea beaucoup et dans lequel il urina abondamment. Dans la nuit du jeudi au vendredi, il lutta contre le sommeil, craignant toujours que la sonde, quoique soigneusement fixée, ne s'échappât de la vessie.

Le vendredi matin l'urine sortait par la sonde et autour d'elle; le pouls battait 70 pulsations par minute : plus de soif... etc.; en un mot tous les symptômes généraux avaient disparu. Autour de la sonde il suintait du méat une abondante suppuration. Mais l'urine s'écoulait avec la plus grande liberté.

Jusqu'au 5 octobre le malade ne présenta rien de remarquable. Son état s'était promptement amélioré, et physiquement parlant il n'était plus reconnaissable. A cette époque on s'aperçut que l'urine ne passait plus par l'intérieur de la sonde; celle-ci parut bouchée, elle fut retirée et remplacée par une bougie d'un diamètre égal au sien et qui fut conservée pendant 13 jours. Le 18 octobre, on introduisit directement et avec facilité une sonde d'un volume semblable à celle de la première. En traversant le rétrécissement, elle éprouvait bien encore une légère étreinte, mais qui n'était pas assez prononcée pour arrêter le cathétérisme. Le 2 novembre elle fut retirée. Plus d'un mois s'était écoulé depuis l'introduction de la première sonde, la suppuration de l'urètre s'était progressivement tarie; elle était réduite à un léger suintement.

Cet homme se trouvait tellement satisfait de son bien-être actuel, qu'il ne put résister au désir de quitter l'hôpital.

Cependant, continuer le traitement eût été fort sage. La dilatation n'avait pas été portée à plus de deux lignes, et opérer un élargissement plus rapide dans un urètre dont les perforations avaient à peine eu le temps de se cicatriser, c'eût été s'exposer à reproduire une partie des accidens.

Cette dernière prévision fut justifiée par l'événement. Deux jours après que le malade fut sorti de l'hôpital, il fut atteint dans la nuit d'une hémorrhagie urétrale qui lui fit perdre une quantité considérable de sang. Il l'évaluait, peut-être avec quelque exagération, à plus de dix onces. Elle s'arrêta d'elle-même et ne reparut point.

Trois mois après il s'est marié; il est devenu père, et jusqu'à ce jour, 20 décembre 1837, il n'a cessé de jouir d'une parfaite santé. Un seul instant elle sembla devoir être altérée, par suite d'un genre particulier d'occupations qui nécessitait beaucoup de courses à pied et en voiture. Cette vie trop active déterminait des douleurs vagues dans la vessie; elles cessèrent complètement sous l'influence d'un régime plus convenable.

Sous plusieurs rapports, cette observation sera

jugée incomplète. Elle laisse à désirer des détails plus circonstanciés sur le nombre et la dimension des rétrécissemens qui avaient envahi l'urètre. Mais on comprendra aisément que toutes ces recherches eussent fait perdre un temps précieux, tant il était urgent de vider la vessie au plus vite. La position de notre malade était tout-à-fait exceptionnelle. Je donnerai plus loin d'autres observations, dans lesquelles le diagnostic sera plus précis et plus soigneusement établi.

En rapportant cet exemple de rétention d'urine d'une extrême gravité, j'ai voulu seulement prouver que le procédé dont on a fait usage offre réellement de précieuses ressources.

La rigidité du cathéter dont le diamètre était fort étroit, principalement dans sa partie droite, permit de reconnaître le trajet de l'urètre au milieu des fausses routes dans lesquelles l'instrument aurait pu s'égarer. J'insiste sur ce point, car une sonde d'une toute autre forme eût été serrée par la coarctation située à trois pouces du méat, et le chirurgien n'aurait pu la diriger *qu'au hasard*. Quant à la facilité avec laquelle un tube largement ouvert, puis une sonde flexible furent substitués au cathéter, je ne m'arrêterai point à en faire ressortir l'importance.

La méthode la plus généralement employée aujourd'hui pour traiter les rétrécissemens de l'urètre, consiste à introduire dans ce canal des instrumens flexibles qui y séjournent plus ou moins long-temps, et la guérison est d'autant plus rapide qu'on parvient plus promptement à faire pénétrer dans la vessie une sonde d'un diamètre déterminé. Le nouveau procédé que j'ai exposé ci-dessus avait été imaginé dans le but d'effectuer à travers les rétrécissemens très-prononcés un cathétérisme au-dessus des ressources ordinaires. Je pensai que le même moyen pourrait également s'appliquer aux cas où, bien que facile à suivre, la route qui conduit à la vessie doit néanmoins être dilatée. Le glissement des tubes, qui précède l'introduction de la sonde, produit une dilatation lente, progressive et fort rationnelle, surtout en ceci, qu'elle rend inutile toute traction exercée sur l'urètre dans le sens de son axe longitudinal. En outre, le volume de l'instrument qui a franchi l'obstacle étant graduellement augmenté, la sonde élastique aura le diamètre le mieux approprié à celui de la stricture urétrale.

Jusqu'à quel degré portera-t-on dans chaque circonstance la dilatation? Nul doute qu'elle ne doive être arrêtée dès qu'elle devient douloureuse; mais ce signe, fondé sur la sensibilité du malade, est extrêmement variable.

La résistance qu'éprouve le chirurgien en faisant glisser les tubes, lui indique bien plus sûrement l'instant auquel il suspendra l'opération. Evidemment il faut tenir ici un compte exact de l'étendue de la coarctation; car une force donnée, appliquée à la dilatation d'un rétrécissement de deux lignes, pourrait être nuisible, tandis qu'elle eût à peine été suffisante pour faire subir à un autre, long d'un pouce, la légère extension transversale dont il est susceptible. Comment donc mesurer exactement la longueur d'un rétrécissement? Bien des tentatives avaient déjà été faites pour parvenir à ce résultat.

S'il est utile dans le traitement par la dilatation de connaître les dimensions exactes de la maladie, à plus forte raison ce point de diagnostic est-il indispensable lorsqu'on veut employer des moyens thérapeutiques d'un autre ordre. Dès qu'il s'est agi de cautériser les obstacles accidentellement développés dans l'urètre, on reconnut promptement combien il est fâcheux de porter le nitrate d'argent sur des parties saines; et pour éviter cet inconvénient, Ducamp, le premier, essaya de déterminer la limite postérieure des rétrécissemens.

L'instrument qu'il proposa (planche 5, fig. 5) est un petit losange en or, articulé à ses extrémités, de telle sorte qu'on le rétrécit transversalement en augmentant son diamètre longitudinal, et réciproquement. A peine (sous la forme représentée pl. 5, fig. 4) avait-il franchi l'obstacle, qu'en tirant un petit stylet, on rapprochait l'un de l'autre les deux angles situés sur la ligne médiane. Les dimensions transversales étaient par cela même augmentées (fig. 5), et l'appareil venait au retour butter contre l'extrémité postérieure de la coarctation. On remarquait le point de l'instrument qui dans ce moment correspondait au méat et l'on savait à quelle distance de celui-ci finissait la coarctation.

Cet appareil offrait plusieurs inconvéniens que je ne m'arrêterai point à signaler. Ducamp bientôt l'abandonna, et il essaya de remplir la même indication avec les bougies emplastiques. Elles sont enduites d'une cire assez molle pour subir aisément les déformations que leur imprimera la coarctation dans laquelle l'exiguité de leur diamètre leur a permis de s'engager. Lorsqu'elles ont séjourné dans l'urètre un certain temps, on les retire, et en examinant les inégalités transversales dont elles sont sillonnées, on reconnaît l'étendue du rétrécissement.

Ce procédé est d'une application moins douloureuse que celui des empreintes, et il est aujourd'hui beaucoup plus en usage. Néanmoins quelques chirurgiens lui ont accordé une confiance qui me paraît exagérée.

Selon M. Lallemand, il pourrait, par ses dépressions successives, signaler l'existence et les limites de plusieurs rétrécissemens. Pour que ces appréciations soient exactes, il faut admettre la réunion d'un grand nombre de circonstances particulières. L'une d'elles manquant, les indications faillissent.

Ainsi, quand on retire la bougie, un rétrécissement antérieur peut refouler les inégalités moulées plus loin, etc. Mais supposons l'existence d'un seul rétrécissement. Pourrons-nous, à l'aide de la bougie emplastique, affirmer qu'il commence en un point et finit dans un autre? Il n'en est rien. Placez dans un urètre sain un semblable instrument, puis retirez-le au bout de quelque temps; vous le verrez marqué de dépressions transversales d'autant plus profondes que le sujet est plus vigoureux et doué de muscles plus énergiques. Qu'en conclurez-vous?

On a même accordé à la bougie emplastique une puissance de diagnostic bien plus étendue encore que celle que je lui conteste. On a dit que dans le lieu correspondant au rétrécissement on remarque souvent sur la cire des saillies : qu'elles indiquent des ulcérations dans l'intérieur du rétrécissement. Il faudrait d'abord comprendre comment ces inégalités auront pu franchir, sans se déformer, l'orifice antérieur de la coarctation.

Au demeurant, il sera utile d'établir ici une distinction. Veut-on de la forme de la bougie déduire de simples indications à vérifier? Rien de mieux. S'agirait-il au contraire de regarder ces présomptions comme des faits positifs? Je suis forcé de reconnaître que sur des données aussi vagues, je ne pourrais me décider à baser une thérapeutique.

La bougie emplastique serait d'une grande utilité pour mesurer le diamètre de l'orifice antérieur du rétrécissement. Dans ce cas elle serait conique; on la pousserait modérément dans la coarctation, et celle-ci repoussant la cire, formerait un bourrelet. La base du cône qui lui succéderait immédiatement serait moulée sur l'extrémité antérieure du rétrécissement.

Mais quant à cette limite postérieure qui doit nous indiquer la longueur de l'obstacle, nous sommes loin jusqu'ici de pouvoir la préciser. Cependant tous les chirurgiens qui ont étudié avec soin les maladies de l'appareil urinaire ont compris l'importance de cette question. La solution qu'en a proposée M. Amussat est beaucoup plus précise que celles qui précèdent.

Un petit tube en argent (pl. 5, fig. 3) est fermé à son extrémité par un opercule circulaire *d*. Celui-ci est monté sur une tige qui traverse le tube; elle est soudée, non pas au centre, mais sur l'un des côtés du petit couvercle. Cet explorateur ayant traversé le rétrécissement, on fait exécuter à la tige une demi-rotation, le couvercle tourne autour du point d'union, et alors, au lieu de fermer le tube, il forme une saillie latérale dont le point le plus excentrique correspond à l'extrémité d'une ligne qui passerait par le milieu de l'opercule et par le point dans lequel il est uni avec la tige (pl. 5, fig. 2).

Si l'on donne au couvercle une certaine épaisseur, on pourra adoucir ses arêtes, et il n'exposera pas, ainsi qu'on l'a prétendu, à déchirer la membrane muqueuse. Cet instrument permet de reconnaître les valvules, les replis encore peu prononcés de la membrane muqueuse. Mais la saillie latérale n'est jamais qu'une fraction de l'aire transversale du tube, et lorsque le rétrécissement se termine postérieurement en cône alongé, les indications sont beaucoup moins précises.

Enfin M. Ségalas a proposé une sphère métallique montée sur un stylet (pl. 5, fig. 6). Cet instrument n'offre qu'un inconvénient, c'est la difficulté de l'engager dans le rétrécissement.

Le procédé que je vais présenter est basé sur l'emploi d'un instrument flexible, assez délié pour traverser aisément la plupart des rétrécissemens, et susceptible néanmoins de former, quand il les a franchis, une saillie de trois à quatre lignes de diamètre.

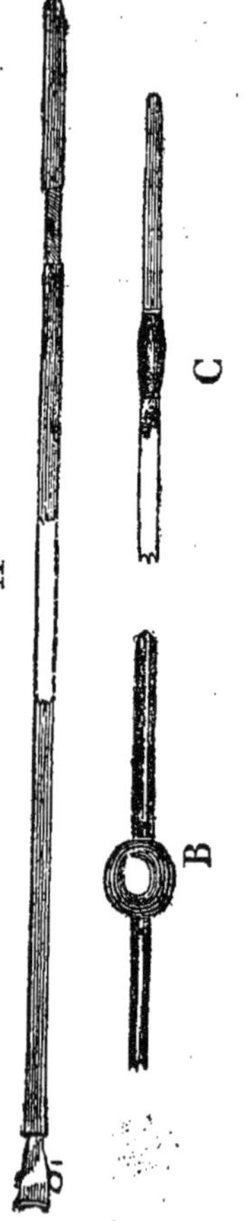

Fig. A. Un tube d'argent presque capillaire et long de 6 lignes, est uni à la sonde par un pas de vis et des goupilles. Il supportera les ligatures qui fixent la petite ampoule.

C. Le même instrument prêt à franchir un rétrécissement.

B. L'ampoule a été distendue, ramenée vers le méat; elle s'arrêtera au moment où elle rencontrera l'extrémité postérieure de l'obstacle,

Une petite sonde élastique de deux tiers de ligne de diamètre A, offre, à un pouce environ de son extrémité, une ouverture latérale, au-dessus et au-dessous de laquelle sont liées les deux extrémités d'un petit tube de baudruche. La petite vessie, lorsqu'elle est vide C, ne doit point augmenter le volume de la sonde à laquelle un stylet d'argent donne la raideur convenable. On essaie de faire pénétrer cet instrument dans la vessie. Admettons qu'on y soit parvenu. Par son extrémité externe, terminée en entonnoir, on injecte de l'eau qui distend la petite ampoule et lui donne la forme d'une sphère de trois à quatre lignes de diamètre B. Puis on retire la sonde sans cesser de presser le piston de la seringue qui communique avec sa cavité. Bientôt on éprouve un premier arrêt; la sphère rencontre le col de la vessie; pour le franchir il sera nécessaire, non pas de laisser écouler l'eau, mais d'exercer une faible traction sur la sonde. Auparavant, il est bon de noter, sur la division qu'elle porte, le point qui correspond au méat. On reconnaît ainsi la longueur de l'urètre, renseignement qui peut être utile dans le cours du traitement. Ramenée lentement, l'ampoule distendue parcourra ce canal sans difficulté tant qu'il sera libre, puis elle s'arrêtera brusquement dès qu'elle rencontrera la limite postérieure d'un rétrécissement. On remarque d'abord sur l'échelle graduée à quelle distance se trouve du méat le point qu'il s'agit d'examiner. Si des tractions lentes, modérées, permettent, sans vider la petite vessie, de franchir l'obstacle qui s'opposait à son passage, on en conclut qu'il est peu prononcé. Dans le cas contraire, on laisse écouler l'eau, la sonde est retirée de quelques lignes, puis injectée, et, s'il se présente un nouvel arrêt, on prend pour le franchir les mêmes précautions.

Cette exploration apprend donc : 1° la longueur de l'urètre; 2° la distance qui sépare du méat l'extrémité postérieure des rétrécissemens qui s'y sont développés. Enfin un troisième enseignement peut encore être déduit de cette première introduction ; c'est le degré de résistance que les rétrécissements opposeront aux tentatives de dilatation.

Si la petite vessie a pu être extraite pleine, il est probable que les coarctations sont peu prononcées ou du moins fort extensibles. Mais ce signe peu précis donne simplement une présomption. Quant à la longueur réelle des rétrécissemens, elle sera évidemment connue, puisque l'on aura déterminé leurs points extrêmes.

Montrons maintenant par quelques exemples comment le mode d'exploration que je viens de décrire permet, soit de limiter la longueur de l'urètre qui doit être soumise à ce traitement, soit de modérer, selon les cas, les efforts de dilatation.

Pour mettre de l'ordre et de la méthode dans l'exposition de mon sujet, j'ai interrompu l'observation rapportée (page 21), au moment où, à l'aide des bougies multiples, j'avais introduit, dans le rétrécissement, deux petites cordes de boyau, puis, le lendemain 17, une sonde exploratrice de 2/3 de ligne de diamètre, et en tout semblable à celle qui est représentée ci-dessus.

Je constatai ainsi que l'urètre était long de 7 pouces moins 2 lignes, et que le rétrécissement s'étendait de 5 pouces 1/2 à 5 pouces 3/4.

Le 18, je pris un cathéter offrant une ligne de diamètre à son extrémité, et 2/3 de ligne dans la partie droite, recouverte de son enveloppe. Je l'introduisis jusqu'au rétrécissement. Il éprouva d'abord quelque difficulté à pénétrer dans l'ouverture, mais bientôt il s'y engagea, fut serré par elle, la franchit, puis la sensation d'étreinte disparut, et il parvint avec la plus grande facilité dans la vessie. Dans cette première séance de dilatation, je me bornai à glisser dans l'intérieur du sac membraneux trois tubes qui lui donnèrent un développement d'une ligne et demie de diamètre. L'instrument fut laissé à ce volume pendant 3/4 d'heure, puis retiré.

Le 19, même opération que la veille. L'introduction du cathéter dans le rétrécissement fut plus facile. La dilatation fut portée à 1 ligne 2/3. Je retirai les tubes intérieurs, et le plus volumineux servit à conduire dans la vessie une sonde élastique d'une ligne 1/2 de diamètre. Elle fut fixée par des liens; le malade la conserva pendant trois jours.

Le 22, il l'ôta et voici par quel motif.

Dans le but de rendre à ses bras la faculté contractive qu'ils avaient perdue, on soumettait cet homme à l'usage de la strychnine. Progressivement, la dose avait été augmentée, et l'on était arrivé au point de lui donner des secousses assez énergiques.

Il remarqua que, pendant ces espèces de spasmes, la présence de la sonde dans l'urètre lui causait une douleur assez vive. Ceci se renouvela pendant toute la durée du traitement, et je dus éviter de mettre des sondes à demeure, les jours où la strychnine était administrée.

Le 23, nouvelle dilatation qui fut élevée graduellement jusqu'à 2 lignes. Le passage des tubes dans l'urètre était fort peu douloureux, au point que l'un d'eux fut glissé sans que le malade s'en aperçût. Mais déjà celui-ci avait vu dans ma boîte d'instrumens des tubes de 3 lignes 1/2 de diamètre. Singulièrement frappé de leur volume, il ne cessa de me répéter qu'il avait toujours eu l'*urètre très-petit.*

Une sonde élastique de 2 lignes environ fut introduite dans la vessie ; elle y séjourna cinq jours. Elle était fortement serrée par le rétrécissement.

Le 28, elle fut retirée, et je laissai reposer le malade pendant deux jours.

Désormais l'urine sortait avec facilité. Le jet rétabli était large et projeté à distance.

Le 30, l'instrument fut de nouveau introduit. Cette fois, il pénétra avec la plus grande facilité dans la vessie, et je lui fis atteindre un volume de 2 lignes 1/2. Je m'apprêtais à continuer la dilatation. J'y étais engagé par le peu de résistance qu'opposait le rétrécissement et par l'absence de la douleur; mais le malade me rappela qu'il avait toujours eu l'*urètre très-petit.* Je lui promis d'arrêter l'opération à l'instant où elle deviendrait douloureuse.

Un dernier tube fut approché du méat. Il n'avait pas encore pénétré dans son intérieur que cet homme s'écria qu'il souffrait très-vivement.

7.

Les personnes qui étaient présentes purent juger, ainsi que moi, que chez lui c'était un parti pris.

Je laissai dans la vessie une sonde élastique de 2 lignes 1/3 de diamètre. Elle séjourna huit jours.

Du 8 au 15 juillet, le malade reprit des doses de strychnine qui ne m'auraient point permis d'introduire des instrumens dans l'urètre.

Le 20 juillet, une sonde élastique de 2 lignes 3/4 pénétra directement dans la vessie. En franchissant le rétrécissement, elle n'éprouva pour ainsi dire pas de résistance. Ceci me surprit, car elle était supérieure en diamètre aux instrumens qui l'avaient précédemment traversé.

Je dus reconnaître que la suppuration avait contribué à rétablir le calibre de l'urètre. J'engageai le malade à s'introduire lui-même, de temps à autre, des bougies volumineuses.

Peu de temps après, il quitta l'hôpital. Sa paralysie était diminuée, cependant non complètement guérie. Depuis lors, j'ai voulu le revoir, pour apprendre si la coarctation s'était reproduite ; mais, ainsi que cela arrive si souvent, il avait laissé une fausse adresse.

Je continuerai également l'observation commencée (page 27).

Le 27 décembre, une bougie avait été introduite dans la vessie. Cette opération fut favorisée par le soutien que lui prêta une sonde métallique dans l'intérieur de laquelle je la poussai.

Le 28, elle était devenue beaucoup plus libre. Une abondante suppuration sortait du méat. Ce signe effrayait un peu le malade, qui pensait devoir le rapporter aux écoulemens qu'il avait contractés précédemment. L'urine sortait avec moins de difficulté que la veille. L'émission de ce liquide se trouvait, par la présence de la bougie, amenée à l'état devenu habituel depuis nombre d'années. Cependant la vessie était encore distendue. Je comprenais combien il eût été avantageux de mettre dans l'urètre, au lieu d'une tige pleine, un tube flexible, une sonde élastique.

Je retirai donc la bougie, et j'essayai de faire pénétrer dans la vessie le cathéter, qui déjà une première fois avait été arrêté par l'écoulement du sang ; mais ce dernier phénomène se reproduisit avec une intensité qui me surprit, et m'engagea à suspendre encore cette fois l'opération.

A peine avais-je employé assez de force pour sentir l'origine du rétrécissement.

Etait-il d'une nature fongueuse ?

Quelque déchirure avait-elle été produite pendant les tentatives de cathétérisme faites avant que je visse le malade ?

Ne pouvant résoudre ces questions, je pris le parti le plus prudent : je m'abstins de tout essai avec l'instrument rigide. Je le remplaçai par une bougie de 2/3 de ligne de diamètre. Elle pénétra dans le rétrécissement avec difficulté, et, pour le lui faire franchir, je dus employer une pression à laquelle ce petit instrument était sur le point de se dérober. Un instant, je crus que, pour augmenter sa raideur, je serais forcé de me servir du conducteur métallique. Mais, avant de recourir à ce moyen, j'attendis patiemment cinq minutes, et, au bout de ce temps, la bougie franchit l'obstacle qui l'arrêtait.

Rien n'est plus désagréable pour le chirurgien que l'écoulement du sang pendant le cathétérisme. Lorsqu'il sort en bavant, sans former de jet, on doit rarement en concevoir de graves inquiétudes. Quelquefois même, l'espèce de dégorgement qui en résulte est favorable au malade. Tout le monde sait cela, et cependant je me déciderais difficilement à agir autrement que je ne l'ai fait dans la circonstance que je rapporte. La rétention complète de l'urine dans la vessie pourrait seule me déterminer à suivre une conduite opposée.

La bougie fut laissée à demeure jusqu'au 3 janvier. A ce moment je pensai pouvoir poursuivre le traitement du rétrécissement.

Une sonde exploratrice de 2/3 de ligne de diamètre fut introduite sans trop de difficulté ; elle présentait plus de raideur qu'une bougie du même volume par l'effet du mandrin métallique dont elle était munie. Après avoir franchi le rétrécissement, elle pénétra dans la vessie ; puis la petite ampoule fut injectée et retirée. Cette exploration m'apprit que l'urètre était long de 7 pouces ; que la coarctation s'étendait de 5 pouces à 5 pouces 4 lignes.

Je retirai la sonde, et cette fois je pus à sa place introduire dans l'urètre l'instrument rigide sans faire couler le sang. Il fut d'abord arrêté par l'obstacle ; mais la sensation qu'il transmettait à la main était un peu vague ; à mesure qu'il pénétrait plus profondément, il était étreint avec plus de force ; cependant, une pression modérée suffit pour lui faire dépasser le rétrécissement, qui évidemment était de forme conique. A peine fut-il franchi, qu'à l'instant l'instrument devint plus libre et pénétra sans hésitation dans la vessie.

Des tubes furent glissés sur le cathéter, dans l'intérieur de l'enveloppe qui le recouvrait. La dilatation fut portée à 1 ligne 1/3, puis une sonde élastique d'une ligne environ, laissée à demeure pendant quatre jours.

Le 7, je la retirai et je conduisis dans la vessie le dilatateur qui désormais traversait la coarctation avec la plus grande facilité. Lorsque son diamètre eut atteint 1 ligne 1/2, il commença à être étreint assez fortement. Après dix minutes d'attente, je continuai l'opération ; mais je dus la suspendre au moment où un tube de 2 lignes de diamètre fut introduit dans le rétrécissement. Il y était serré avec une énergie extrême, et il en fut de même de la sonde élastique qu'il me permit d'introduire. Le malade la garda pendant huit jours ; l'urine sortait librement ; depuis longtemps la vessie n'était plus distendue ; l'urètre suppurait toujours assez abondamment. Le 8, la sonde de 2 lignes fut remplacée par une autre de 2 lignes 1/2. Le 19, elle était devenue assez libre, je la retirai et je laissai reposer le malade jusqu'au 25. Il urinait mieux, disait-il, qu'il ne l'avait jamais fait, même avant d'être affecté de son rétrécissement. La suppuration disparut presque complètement le 24, et cet homme me paraissait à peu près délivré de l'affection pour laquelle il avait réclamé mes soins ; néanmoins, je continuai encore pendant quelque temps d'introduire tous les cinq jours des sondes qui ne restaient dans l'urètre que quelques heures. Elles pénétraient directement, car, à ce moment, l'emploi du dilatateur eût été tout-à-fait inutile. Elles atteignirent bientôt 3 lignes de diamètre, puis j'appris au malade à les faire pénétrer lui-même dans la vessie; je lui recommandai d'exécuter cette opération à des intervalles de plus en plus prolongés, et depuis lors la guérison s'est maintenue.

Morizot, tourneur en bois, âgé de trente-deux ans, entra à l'Hôtel-Dieu le 3 août 1836.

Il s'était fait au doigt une blessure dont il demandait à être traité. Un pansement simple en détermina la réunion, et celle-ci, dix jours après l'entrée du malade à l'hôpital, était déjà fort avancée, lorsqu'il déclara qu'il éprouvait une grande difficulté à uriner.

En 1826, il contracta une hémorrhagie qui dura quatre mois. Des abcès se formèrent dans l'aîne et ils furent ouverts.

Il prit de la tisane sudorifique, fit des injections dans l'urètre avec de l'eau blanche; sous l'influence de ce traitement, l'écoulement disparut. Pendant deux mois cependant un léger suintement blanchâtre sortit du méat tous les matins.

Le jet de l'urine fut à peine modifié pendant la période aiguë de l'urétrite; il ne tarda pas à reprendre sa forme habituelle.

En 1829, nouvelle hémorrhagie. La douleur fut presque nulle, et la sécrétion purulente peu abondante.

Mais cette fois deux ulcérations se formèrent sur le gland, près du méat. Leurs bords étaient taillés à pic; la surface qu'ils circonscrivaient offrait un aspect grisâtre.

Ils furent cautérisés avec le nitrate acide de mercure. Cette solution appliquée sans grandes précautions pénétra en partie dans le canal et y causa des douleurs très-vives.

Bientôt les ganglions cervicaux s'engorgèrent, et ils ne tardèrent pas à suppurer.

Le malade prit des pilules dont il ne peut dire exactement la composition. Il fit des frictions avec l'hydriodate de potasse et avec l'onguent mercuriel.

L'affection des ganglions lymphatiques du cou dura plus de trois mois; à mesure que les uns se cicatrisaient, d'autres s'enflammaient.

Les cheveux tombèrent.

Quant aux chancres, ils disparureut au bout de sept semaines.

Mais depuis la cautérisation qui avait été faite avec un gros pinceau imbibé de nitrate acide, la partie antérieure de l'urètre fut le siége d'une douleur des plus vives. L'urine, mélangée de sang, et émise avec difficulté, produisait en passant une ardeur cuisante. Celle-ci diminua peu à peu, mais le jet de l'urine resta filiforme, et son diamètre diminua progressivement.

Deux ans après, de nouvelles douleurs se manifestèrent vers le même point : le malade n'urinait qu'avec une peine extrême ; plus d'un quart d'heure était nécessaire pour expulser deux ou trois onces de liquide.

A plusieurs reprises il fut atteint de rétentions complètes fort douloureuses, pour lesquelles néanmoins il ne fit aucun traitement.

Dès que M. Breschet fut instruit de la position de cet homme, il essaya de le sonder. Le 13 août, une sonde d'argent s'arrêta à 2 pouces du méat, devant un obstacle dans lequel une bougie filiforme ne put s'engager. Celle-ci fut fixée à demeure, et le 15 elle pénétra dans le rétrécissement.

Le 16, je vis ce malade ; je remplaçai la bougie par une sonde exploratrice de 2/3 de ligne de diamètre. Après avoir dépassé la coarctation, elle pénétra jusque dans la vessie ; la résistance qu'elle eut à vaincre ne parut augmentée en aucun point.

Distendue par une injection, l'ampoule fixée à une sonde fut arrêtée à 7 pouces 2 lignes ; une faible traction lui ayant fait dépasser le col de la vessie, elle parcourut d'abord l'urètre avec facilité; puis, à 2 pouces 1/2 du méat, elle rencontra un rétrécissement dans lequel il me fut impossible de l'introduire sans laisser écouler l'eau qu'elle contenait. Cette exploration nous apprit que l'urètre était long de 7 pouces 2 lignes. Cette mesure, je ne manque jamais de la prendre toutes les fois qu'il peut devenir utile de laisser des sondes à demeure dans la vessie.

Mais évidemment ici ce n'était point le cas d'avoir recours à cette méthode, puisque la coarctation s'étendait seulement de 2 pouces 4 lignes à 2 pouces 1/2. Introduire des instrumens au-delà de 3 pouces, c'eût été fatiguer sans nécessité toute la partie de l'urètre qui, depuis là, s'étend vers la vessie. Ceci résultait évidemment des indications fournies par la sonde exploratrice.

Pour apprécier l'utilité de ce renseignement, il faut avoir vu un grand nombre de rétrécissemens de l'urètre. On sait alors que pendant le traitement de ces maladies, toutes les fois que des instrumens doivent parcourir la région musculeuse et prostatique, on est exposé à voir survenir des engorgemens des testicules dont il serait impossible de trouver la cause dans une opération mal exécutée.

Demandez à un praticien expérimenté, au moment où il entreprend la cure d'un rétrécissement, d'affirmer qu'elle ne sera point entravée par l'accident que je viens de signaler.

S'il se prononçait autrement que sur le plus ou le moins de probabilité, les faits viendraient peut-être démentir son pronostic.

Je pense donc qu'avant de commencer le traitement d'une stricture, lors même qu'on voudrait employer la simple dilatation mécanique, on augmentera les chances de succès, si l'on détermine avec précision les limites de la maladie.

Le 17, un dilatateur fut introduit dans l'urètre jusqu'à 3 pouces du méat, sous un volume de 2/3 de ligne qui, par des tubes successifs, fut porté jusqu'à 1 ligne 1/2.

Le malade n'accusait point de douleur; néanmoins le dernier tube étant étreint avec beaucoup d'énergie, il fut laissé à demeure pendant une heure environ.

Le 18, la dilatation fut augmentée jusqu'à 2 lignes, et pendant deux heures elle fut maintenue à ce degré.

Le 19, le malade supporta aisément l'introduction de deux tubes supérieurs aux précédens.

Le dernier avait 2 lignes 1/2 de diamètre ; il servit à conduire dans la coarctation une sonde élastique de 2 lignes 1/4 de diamètre.

La rapidité avec laquelle l'élargissement du rétrécissement a été obtenue jusqu'ici, le peu de douleur perçue par le malade, pourraient donner à penser que le rétrécissement n'était pas très-étroit, ou du moins très-résistant.

L'urine sortait avec difficulté par un jet filiforme, souvent interrompu, etc. Mais cela pouvait tenir à un trajet sinueux du rétrécissement. Une sonde exploratrice de 2/3 de ligne dut surmonter un frottement assez prononcé pour pénétrer dans la vessie ; mais cette sensation ne peut guère être appréciée que par celui qui conduit l'instrument.

J'aurais d'autant moins le droit de repousser ces objections, qu'elles sont applicables à la guérison de presque tous les rétrécissemens. Elles rendent nécessairement vague la comparaison que l'on voudrait établir entre les divers modes de traitement.

Cependant, dans ce cas particulier, je dois noter un fait : c'est que cette sonde, succédant à un tube un peu plus volumineux qu'elle, était serrée dans le rétrécissement avec une énergie qui surprit les personnes présentes à cette opération.

Plusieurs fois, dans des cas semblables, j'ai regretté de n'avoir pas mesuré en poids la force à laquelle cette résistance peut faire équilibre. Nul doute qu'une telle évaluation ne paraisse au moins bizarre; mais pourtant, c'est, à ma connaissance, le seul moyen qui puisse rendre les résultats précis et comparables.

Il me parut démontré que le malade aurait beaucoup plus souffert si l'on eût essayé d'introduire directement cette même sonde.

Elle fut laissée à demeure pendant deux jours.

Le 21, elle devint plus libre; on la retira. La dilatation fut portée à 3 lignes, et on substitua au dilatateur une sonde élastique d'un calibre un peu inférieur au sien.

Le 22, l'instrument est développé jusqu'à 3 lignes 2/3. La sonde élastique qui lui est substituée est gardée pendant deux jours.

Enfin le 24, eut lieu la dernière séance de dilatation. Celle-ci s'éleva progressivement jusqu'à 3 lignes 2/3. A ce point, on jugea convenable de l'arrêter.

Le 26, après deux jours de repos, et dans l'état le plus satisfaisant, le malade quitta l'hôpital. Le rétrécissement avait complètement disparu : il ne produisait aucune espèce de sensation d'arrêt, lorsque l'on introduisait des sondes dans la vessie. Depuis lors, la guérison s'est maintenue.

Vanmeenen, Hollandais, âgé de 64 ans, entra à l'Hôtel-Dieu, le 11 avril 1837, pour y être traité d'une rétention d'urine.

Il en avait été atteint après avoir fait à pied le voyage de Nantes à Paris. L'urine sortait goutte à goutte et par jet filiforme dans les cas rares où il y avait émission. — Interrogé sur ses antécédens, il dit qu'à une époque fort éloignée, il contracta une blennorhagie qui dura environ un an. Elle ne fut accompagnée ni de chancres, ni d'aucun accident. Elle céda à l'emploi des antiphlogistiques et d'une boisson de *couleur blanche*. Depuis plus de dix ans ce malade n'a eu aucun rapport avec des femmes. Son linge est habituellement taché par un écoulement, peu abondant il est vrai, mais constant. Depuis nombre d'années l'émission de l'urine était lente, difficile, lorsque cette affection exaspérée par une longue marche força cet homme à entrer à l'hôpital.

On essaie d'introduire une bougie dans l'urètre, et l'on reconnaît que l'orifice de ce conduit est presque entièrement oblitéré. A peine restet-il un petit pertuis capable d'admettre un stylet aiguillé : on y laisse l'extrémité déliée d'une bougie conique le 13. Ce premier rétrécissement ayant été un peu dilaté, je le franchis avec une sonde exploratrice de 2/3 de ligne de diamètre. A 2 pouces 1/2 elle est de nouveau arrêtée. Cependant après un instant d'hésitation et quelques tâtonnemens méthodiques, elle s'engage dans la coarctation, la dépasse, et parcourt le reste de l'urètre. Mais un effort continuel est nécessaire pour triompher de la résistance qui s'oppose à sa progression.

Les deux premiers rétrécissemens franchis donneraient au besoin par l'étreinte qu'ils exercent sur la sonde l'explication de cette difficulté. Cependant jusqu'ici il serait impossible de dire si elle n'est pas augmentée par d'autres coarctations plus profondes. Cette partie du diagnostic est importante non-seulement pour permettre de porter un pronostic certain sur la maladie, mais aussi pour indiquer à quelle distance du méat devront s'arrêter les tentatives de dilatation, et éviter ainsi de soumettre les parties saines du canal à un traitement qu'elles ne réclament point. La sonde exploratrice va lever tous ces doutes. L'ampoule qu'elle porte est injectée. Ramenée vers le gland, elle ne rencontre d'abord aucun arrêt, mais à 2 pouces 3/4 la résistance est très-prononcée, et il est indispensable de la vider pour lui permettre de franchir l'étranglement qui s'opposait à son passage. Injectée de nouveau, elle parvient aisément presqu'à 3 lignes du méat.

De tout ceci, il résulte que le malade est affecté de deux rétrécissemens. L'un commence à l'orifice de l'urètre et est long de 3 lignes. La limite antérieure du second est à 2 pouces 1/2. Son étendue est de 4 lignes environ. Agir au-delà, introduire des sondes, des bougies dans des parties plus voisines de la vessie, serait complètement inutile.

Le 14, une première séance de dilatation porte à 1 ligne seulement le diamètre des deux strictures. Leur extrême étroitesse s'opposait pour cette fois à un élargissement plus considérable. Au bout d'une heure l'instrument est retiré; il était énergiquement serré. Le malade a peu souffert.

Le 15, un dilatateur est introduit sous un volume de 3/4 de ligne, qui est progressivement doublé; il sert à glisser dans l'intérieur du plus gros tube une sonde flexible, ouverte par son extrémité et qui est encore étreinte fortement lorsqu'elle est isolée. Un bain est donné au malade. Evidemment on lui eût causé une douleur beaucoup plus vive si l'on eût voulu introduire directement l'instrument flexible qui est laissé à demeure dans les deux rétrécissemens.

L'urine s'écoule librement par l'intérieur de la sonde. Le 17, ce liquide commence à s'insinuer entre elle et les parois de l'urètre. On la remplace par un dilatateur qui est grossi jusqu'à ce qu'il atteigne un diamètre de 2 lignes 1/3. Il conduit une sonde de 2 lignes 1/8. Elle est gardée le 18. Le 19, nouvelle dilatation. Cette fois la résistance opposée par les deux rétrécissemens est très-faible; le malade lui-même nous engage à accélérer sa guérison. L'instrument est donc porté à 3 lignes de diamètre. Il laisse dans l'urètre une sonde de trois lignes moins 1/3 de ligne. Celle-ci est fixée par des liens, retirée le 22, et le 24, le malade sort guéri en treize jours de deux rétrécissemens des plus étroits. Cette cure est loin d'être extraordinaire. Je remarquerai seulement qu'ici rien ne fut donné au hasard. Les indications fournies par la sonde exploratrice furent remplies par le dilatateur. On dira peut-être qu'il eût été chaque fois possible de donner aux rétrécissemens le même diamètre avec les instrumens employés vulgairement. Je n'essaierai pas de prouver directement le contraire. Je me bornerai à observer qu'au moyen des autres méthodes, il eût été difficile de proportionner aussi exactement et avec moins de danger le diamètre des instrumens à l'élasticité des tissus.

Hébert (René-Charles), âgé de 39 ans, entra à l'Hôtel-Dieu, le 21 juillet, pour y être traité d'une rétention d'urine.

S'il faut l'en croire, il n'aurait jamais eu ni chancres, ni blennorhagie. Cependant depuis deux ans il est atteint d'un écoulement puriforme par l'urètre et il éprouve de la douleur en urinant. Le jet de l'urine devint depuis cette époque d'abord délié, puis il se supprimait de temps à autre et ce liquide ne sortait plus que goutte à goutte.

Le 20 juillet, l'émission devint complètement impossible et ce malade fut apporté à l'Hôtel-Dieu. Un bain lui procura d'abord quelque soulagement. On essaya ensuite d'introduire une bougie déliée dans l'urètre. Le méat retréci lui livra difficilement passage; et après s'être engagée d'un pouce environ, elle fut arrêtée par un obstacle dans lequel sa pointe pénétra un peu, mais que son corps ne put franchir.

22. Bain. Diète. Le malade est forcé de retirer la bougie pour excréter quelques gouttes d'urine. La vessie est médiocrement distendue.

23. Le pouls est petit, fréquent. La nuit s'est passée sans sommeil. La présence de la bougie

détermine de la douleur dans l'urètre ; elle est retirée.

24 et 25. Même état. Bains.

26. La bougie est introduite de nouveau. Cette fois elle dépasse le rétrécissement situé à un pouce du méat ; mais à 1 pouce 1/2 plus loin, elle s'arrête sans qu'il soit possible de lui faire poursuivre sa route. Ce second obstacle ne paraît pas comme le premier figuré en cône, ou du moins l'extrémité de l'instrument ne s'engage pas dans son intérieur.

27. Même état.

28. On se décide à faire une exploration plus exacte de ces divers rétrécissemens.

Une petite sonde de 2/3 de ligne, engagée dans le rétrécissement situé à 1 pouce environ, le franchit avec difficulté. Elle rencontre l'obstacle situé à 2 pouces 1/2. Après quelques tentatives inutiles, l'orifice de la coarctation est rencontré, et la sonde le dépasse après y avoir été poussée avec toute la force qu'eu égard à son petit diamètre, elle pouvait supporter sans fléchir.

Depuis ce dernier point jusqu'à la vessie, l'instrument parcourt l'urètre sans éprouver d'arrêt, et la résistance qui s'oppose à ce mouvement est uniforme ; elle semble produite par l'étreinte des premiers rétrécissemens franchis.

La vessie que porte la sonde exploratrice est injectée, puis retirée. Un premier arrêt indique que l'urètre a 7 pouces de longueur. A 3 pouces moins 2 lignes du méat, second obstacle beaucoup plus marqué que le précédent. L'ampoule ne peut y être reçue qu'après l'évacuation complète de l'eau qui la distendait. Injectée de nouveau et ramenée vers le méat, elle s'arrête encore à 1 pouce 3 lignes. Enfin, un troisième et dernier rétrécissement est constaté à l'orifice de l'urètre. Il est formé par une simple valvule. Il n'a pas de longueur appréciable.

L'on a donc ici à combattre trois coarctations, l'une au méat valvulaire; une autre à 1 pouce est longue de 3 lignes; enfin la troisième s'étend de 2 pouces 1/2 à 2 pouces 10 lignes.

Il sera donc inutile de placer dans l'urètre des sondes au-delà de 3 pouces.

Le 29, le malade trouve son état amélioré. L'urine sort plus facilement et par un jet plus volumineux. On serait porté à croire que la sonde exploratrice a désobstrué les rétrécissemens des mucosités qui en avaient diminué le diamètre déjà fort étroit.

Bain. Pour alimens le quart de la ration. Un litre de chiendent.

Le 30, on essaie d'introduire une bougie conique dans la vessie. Elle franchit les deux premiers obstacles, mais s'arrête au commencement du troisième. Dans les tentatives faites pour le franchir, la pointe de l'instrument détermine une douleur assez vive, et l'excessive sensibilité de ce malade engage à suspendre l'opération.

Le 31, repos.

Le 1er août, un dilatateur d'une ligne de diamètre environ est engagé dans l'urètre. Il est plus volumineux que la bougie; mais comme son extrémité est arrondie, l'introduction est beaucoup moins douloureuse. Le troisième rétrécissement oppose d'abord quelque résistance; pendant trois minutes environ, l'instrument est maintenu en contact avec lui; au bout de ce temps il le franchit. Néanmoins, comme il y est fortement étreint, on se borne à dilater les deux premiers rétrécissemens dont le diamètre est porté à 1 ligne 1/2.

Le 2, dans la nuit, le malade a dormi cinq heures environ. L'urine sort librement; le jet est étroit, mais il n'est plus dévié.

Le 3 août, nouvelle dilatation portant cette fois sur les trois rétrécissemens. Un tube de 2 lignes moins 1 quart est introduit, et par son intérieur est conduite une sonde d'un diamètre immédiatement inférieur au sien. Cette sonde est gardée à demeure pendant cinq jours. Le 9 août elle est retirée, et le malade urine avec la plus grande facilité. Il serait fort disposé à se croire complètement débarrassé de son rétrécissement, tant son état a été amélioré.

Néanmoins on lui fait comprendre que, dans le but de rendre sa guérison plus complète, il doit différer de quelques jours sa sortie de l'hôpital.

Le 10 août, on essaie d'introduire directement une sonde de 2 lignes 1/2. Elle fait sortir du sang et ne peut pénétrer dans la vessie. Elle est retirée. Le malade est mis au bain.

Le 11 et le 12, repos. Le 13, un dilatateur d'une ligne et quart environ franchit les rétrécissemens. Il est développé jusqu'à 2 lignes 1/2, et il sert à porter dans leur intérieur une sonde de 2 lignes 1/3 sur laquelle ils exercent une forte constriction. Cette sonde est laissée à demeure pendant trois jours et demi, et le 17, Hébert, dans un état fort satisfaisant, est renvoyé de l'Hôtel-Dieu. Depuis lors il n'a éprouvé aucune atteinte de l'affection pour laquelle il y était entré!

Jean Delafontaine, imprimeur, âgé de 39 ans, entra à l'Hôtel-Dieu, le 24 décembre 1836, pour y être traité d'une rétention d'urine presque complète.

Depuis vingt-quatre heures, il n'avait pas uriné.

La face était injectée, le pouls fort et fréquent. Le malade fut mis au bain; il y resta une heure environ et parvint pendant ce temps à vider fort incomplétement sa vessie.

Le 25, une sonde d'argent est introduite dans l'urètre. Elle rencontre un obstacle à un pouce du méat. Une bougie très-étroite ne peut le franchir. Son extrémité seule s'y engage et elle est fixée en ce point.

Le 26, même état. Le 27, la bougie pénètre un peu plus avant. Il semble même qu'elle a complètement dépassé le premier rétrécissement : mais à un pouce 10 lignes, elle est de nouveau arrêtée.

Autant le premier rétrécissement était sensible, autant celui-ci l'est peu. Au lieu de s'engager dans des parties molles, presque fongeuses, la bougie rencontre une surface raboteuse, comme chagrinée, sur laquelle le malade la passe avec force sans ressentir la moindre douleur. Il dit qu'elle lui paraît rencontrer des petits graviers. Cette expression inexacte prouve que, par l'obstacle, le contact de l'instrument est perçu avec moins de délicatesse que par la main qui les affronte l'un à l'autre. La bougie ne pouvant rencontrer l'orifice du rétrécissement est fixée audevant de lui. Le 28, même état. Le 30, pendant la nuit, le malade est parvenu à franchir le point d'arrêt, mais, un peu plus loin, nouvel obstacle. La bougie est remplacée par une sonde exploratrice. Celle-ci est arrêtée à 3 pouces 1/2 après avoir dépassé les deux premiers rétrécissemens. A son retour, elle apprend que le premier commence à 11 lignes du méat et n'a pas plus de 2 lignes de longueur. Le second a pour limites 1 pouce 10 lignes et 2 pouces 1 ligne.

Le 1er janvier, l'obstacle situé à 3 pouces 1/2 est dépassé, il est long de 4 lignes. Mais à 5 pouces 1/2 on rencontre une quatrième coarctation, dans laquelle il est impossible de faire pénétrer la bougie. Le 2 et le 3 janvier, même état. Le 4, la bougie qui a été complètement retirée par le malade, ne peut retrouver l'orifice du troisième obstacle sur lequel le malade la pousse avec beaucoup de force. Il fait sortir un peu de sang.

Le 5, un dilatateur offrant un peu moins d'une ligne dans sa partie la plus volumineuse, franchit successivement les divers obstacles et arrive dans la vessie. Son diamètre est lentement augmenté par des tubes dont le dernier est large d'une ligne 2/3. Par son intérieur sont retirés les précédens et le cathéter primitif; puis une sonde élastique d'une ligne 1/2 de diamètre est laissée dans la vessie. Le malade a peu souffert. Un bain lui est donné.

Alimentation modérée. La nuit le sommeil n'est pas interrompu. L'urine sort assez librement.

Jusqu'au 12 janvier cette sonde est laissée à demeure. Cette pratique est commandée par l'énergie avec laquelle elle est étreinte. En effet, quoique succédant à un tube un peu plus volumineux qu'elle, elle est serrée fortement, non-seulement le jour de l'introduction, mais le lendemain et le surlendemain.

Le 10, l'urine commence à passer autour de la sonde. Celle-ci paraît obstruée par des mucosités : elle est retirée le 12.

Quoique le jet soit encore un peu délié, le malade urine cependant avec facilité, et sous ce rapport il trouve son état considérablement amélioré. Cependant il paraît ressentir l'influence de l'épidémie régnante. Peu d'appétit; langue blanche le matin; toux fréquente avec crachats.

Le 14, cet homme essaie d'introduire lui-même une bougie conique de 2 lignes environ. Elle est arrêtée à la troisième coarctation. Supportant courageusement la douleur, il poussait avec violence les instrumens qui lui étaient confiés.

Après avoir, dans la nuit du 14, dépassé le troisième rétrécissement, il ne rencontra pas l'orifice du quatrième. Il voulut vaincre par la force la résistance, et crut remarquer qu'il s'était fait une déchirure. Un peu de sang s'écoula et la bougie fut retirée.

Le 15, on lui recommande de s'abstenir de ces tentatives. Il les renouvelle, et dit le lendemain que la déchirure lui paraît placée du côté gauche. 16, repos. 17, le dilatateur est introduit. Au quatrième rétrécissement on hésite un peu. Lorsque le pavillon du cathéter est incliné à droite, on sent son extrémité s'engager dans un cul-de-sac assez sensible. Quelle est sa nature? Est-ce réellement une perforation ou bien un repli de la membrane muqueuse en forme de valvulve? C'est ce que l'on ne peut décider. Toujours est-il qu'en dirigeant à gauche le pavillon, on évite cet arrêt et l'on parvient dans la vessie. Puis la dilatation est portée à 2 lignes 1/4 et une sonde élastique de 2 lignes environ est laissée dans l'urètre.

Assurément il eût été impossible de l'introduire directement. Ce qui facilita l'opération, c'est sans contredit l'étroitesse du cathéter dans la partie droite. Elle permit d'explorer le dernier obstacle, et malgré les trois rétrécissemens antérieurs, on put ajouter confiance aux sensations fournies par l'extrémité de l'instrument.

Dès qu'il fut réellement étreint, une légère pression termina le cathétérisme avec la plus grande facilité. Ce dernier signe dont l'importance est si grande, eût été de nulle valeur dans le cas où on se serait servi d'un instrument d'une autre forme.

Cette fois la sonde fut laissée longtemps à demeure. Dans l'hypothèse où l'urètre, selon le dire du malade, aurait été perforé, ce parti était le plus sage.

Il était en outre indiqué par la nature même des obstacles. J'ai dit en effet que le troisième et le quatrième paraissaient chagrinés, raboteux, peu sensibles, etc. Les rétrécissemens de ce genre ont en général pour caractère de résister à un traitement trop rapide. Souvent même ils semblent n'être guéris que par la suppuration causée par le contact de la sonde. Notre malade garda la sienne jusqu'au 28 janvier. Ce jour-là elle fut rétrécie, et voici pour quel motif. Forcé à différentes occasions de sortir de son lit, cet homme éprouvait, depuis le 27, une douleur légère dans la cuisse gauche, mais elle était très-profonde. Le point qu'il désignait ne présentait aucun phénomène morbide appréciable. Cependant la sonde fut ôtée. Le 29, même douleur. Le 30 et le 31, elle est augmentée. Au 1er février, on remarque à la partie interne et supérieure de la cuisse gauche une tumeur vaguement circonscrite. (Bains, cataplasmes). Le 2, il devint évident qu'il se formait un abcès très-profond. Il s'approchait du périnée sans porter le moindre trouble dans cette région. Le gonflement avait commencé à 4 pouces au-dessous de la tubérosité sciatique. Peu à peu il remonta vers elle; mais évidemment il était situé au-dessous de l'aponévrose fascia lata, et chacun sait que ce plan fibreux est une puissante barrière (15 sangsues). Pendant la durée de cette affection, il fut facile d'observer l'influence de la disposition anatomique, en vertu de laquelle la lèvre externe de la branche ascendante de l'ischion est la limite presque toujours infranchissable, qui sépare les maladies de la cuisse de celles du périnée. Cette dernière région ne fut un seul instant ni tuméfiée ni douloureuse.

S'il faut donner une cause à ce phlegmon, il doit être, je crois, rapporté à l'influence épidémique qui pesait sur le malade depuis son entrée à l'hôpital.

L'appétit était presque nul, la langue chargée d'un enduit blanchâtre très-épais. Les bronches sécrétaient des mucosités très abondantes qu'une toux fréquente amenait au-dehors. Les yeux avaient été un instant larmoyans. Par l'auscultation il devint probable que les petites ramifications n'étaient pas atteintes par la bronchite : ou du moins n'entendait-on que du râle muqueux à grosses bulles.

Quant à l'abcès, il fut ouvert le 8 février. Il en sortit du pus bien lié. Les parois de la cavité qui le renfermait étaient fort épaisses. La coupe avait une étendue transversale de 8 lignes.

Des cataplasmes achevèrent le dégorgement commencé par les sangsues, puis des mêches furent introduites dans le foyer. La suppuration tarit, le gonflement disparut. Le 18, il restait encore un noyau d'engorgement profond, mais du volume d'une grosse noisette. Le 20, la plaie était réduite à un orifice fistuleux paraissant devoir se cicatriser assez promptement. A cette époque l'urine sortait avec la plus grande facilité : le malade quoique prévenu du danger d'une récidive éprouvait vivement le besoin de se déplacer, et il sortit de l'hôpital.

Ungeschikt (Jean-Pierre), âgé de 40 ans, cocher, demeurant à la barrière Blanche, entra à l'Hôtel-Dieu, le 19 juillet, pour y être traité d'une rétention d'urine.

Il contracta plusieurs blennorhagies, dont il ne peut préciser exactement la date et la durée.

La dernière, après avoir duré environ 8 mois, se supprima en 1834. Depuis lors, ce malade ne pense pas avoir été atteint d'écoulement contagieux; cependant, il remarquait habituellement un suintement purulent abondant, surtout le matin. Progressivement l'émission de l'urine devint plus lente, plus difficile, et à plusieurs reprises, la rétention fut complète. Des bains remédièrent à ces accidents, sans modifier l'état ordinaire. Le chirurgien de garde essaya vainement de sonder ce malade à son entrée à l'hôpital. Un peu de sang s'écoula. Un bain fut prescrit. Après le bain et pendant la nuit, le malade urine en petite quantité. Le 20, une sonde d'argent est arrêtée à 5 pouces et demi par un obstacle qu'elle ne peut franchir. Une bougie de 2/3 de ligne de diamètre ne réussit pas davantage : elle est fixée. Pendant la nuit du 21 au 22, elle pénètre dans la vessie. La nuit suivante, le malade faisant des efforts pour aller à la selle, la bougie mal attachée ressort et ne peut être réintroduite. Le 23, la même bougie s'arrête devant le rétrécissement sans pouvoir s'engager dans son intérieur.

Alors une sonde métallique est conduite jusqu'à lui; le mandrin qui la fermait est retiré, puis remplacé par un faisceau de cordes de boyau. Une seule d'entre elles rencontre la voie, résultat médiocrement avantageux, car elle est un peu inférieure en grosseur à celle qui avait été introduite isolément. Par un hasard singulier, cette bougie s'échappe comme la première, et le 24 au matin le malade n'a plus rien dans l'urètre. L'émission des urines est plus facile, et il se trouve à peu près dans l'état qui lui était habituel avant que la rétention survenue le forçât d'entrer à l'hôpital.

Un dilatateur est introduit jusqu'au rétrécissement : après quelques tentatives inutiles pour rencontrer la voie, il avance un peu, est serré par la coarctation, et, presque aussitôt, il pénètre dans la vessie. Par des tubes successifs, son diamètre est alors porté à une ligne et demie, puis une sonde d'une ligne 1/4 est placée dans l'urètre. Les 25, 26, 27, la sonde est laissée à demeure. Le 28, elle est retirée.

On essaie d'introduire directement une autre sonde un peu plus volumineuse. On ne peut y réussir. L'opération devient facile au moyen du dilatateur. Le lendemain 29, en allant à la selle, fonction dont il s'acquittait avec effort, le malade laisse encore échapper sa sonde.

Le 30, on a de nouveau recours au dilatateur qui parvient à 3 lignes de diamètre, et fait pénétrer dans la vessie une sonde de 2 lignes 2/3. Celle-ci est cette fois fixée avec précaution ; le malade urine librement par son intérieur, et, depuis longtemps, il n'a pu vider sa vessie avec autant de facilité. Les 31, 1, 2, 3, 4 août, même état. Depuis six jours, le malade portait sa sonde. Quoiqu'elle fût bien fixée, elle sortit environ d'un pouce, et resta ainsi engagée, sa pointe logée probablement dans la prostate. De là, un peu d'irritation qui fut accrue par les tentatives que le malade fit pour la réintroduire, et dans lesquelles il la poussa un peu trop fortement. Le 5 août au matin, elle était toujours au même point; mais déjà le testicule gauche était devenu sensible, et, quoique la sonde eût été immédiatement retirée, il s'engorgea. Ce petit accident ne saurait, je pense, être attribué à la dilatation, car pendant les cinq jours qui le précédèrent, le malade n'avait éprouvé aucune douleur, et celle-ci apparut brusquement après le déplacement de la sonde et les tentatives faites pour la réintroduire dans la vessie.

Le 7, on met sur le testicule et le cordon douze sangsues, puis des cataplasmes. Le 8 et le 9, la douleur diminue progressivement. Le 12, le volume est un peu moindre. Le 19, la résolution n'était pas tout-à-fait complète. Le malade sortit néanmoins de l'hôpital.

Trois semaines après, je l'ai revu; il urinait aussi librement qu'avant d'avoir eu les écoulemens et le rétrécissement qui en fut la suite.

Étienne Gaucher, ébéniste, âgé de 27 ans, entra à l'Hôtel-Dieu, le 26 juillet 1837, pour y être traité d'une douleur qu'il éprouvait en urinant.

Il souffre constamment en urinant, mais surtout après l'émission de l'urine. En marchant, il sent une pesanteur au périnée. Le mouvement de la voiture lui fait mal, et ces indications sont très-nettement précisées. Interrogé avec plus de soin, il rapporte qu'il a eu six blennorhagies. La première, contractée en 1828, fut la plus intense. Elle fut accompagnée d'orchite. A l'hôpital du Midi, ce malade fut traité par des bains, des sangsues et des cataplasmes. Pour combattre les autres écoulemens, il prit seulement de la tisane simple. Il ne peut préciser l'époque à laquelle chacun d'eux correspond : en général, ils durèrent plusieurs mois. En 1829, il éprouva de la difficulté à uriner. Le jet était petit; l'urine sortait goutte à goutte. Elle laissait déposer un sédiment assez abondant. Vers 1830 environ, ce malade entra à l'Hôtel-Dieu pour consulter Dupuytren. Celui-ci supposa d'abord l'existence d'un calcul ; mais, voulant constater sa présence, il ne put introduire dans la vessie une sonde ordinaire.

Trois jours après, il pénétra dans cette cavité avec un instrument d'un très-petit calibre ; il la distendit par une injection d'eau tiède ; il fit des explorations très-méthodiques, mais sans résultat. Il diagnostiqua un catarrhe de la vessie, et, selon son habitude, il prescrivit la térébenthine molle de Venise, à la dose de deux gros chaque jour.

Le malade sortit sans avoir éprouvé de soulagement notable. Depuis lors, il entra dans plusieurs hôpitaux et subit divers traitemens. Tantôt on essaya les bougies : il ne pouvait les supporter. Un chirurgien lui mit un séton à l'hypogastre; l'amélioration produite par cette médication ne fut que momentanée. C'est avec des antécédens aussi compliqués que Gaucher se présenta à l'Hôtel-Dieu le 26 juillet.

L'urine sort avec difficulté, goutte à goutte, et après de grands efforts. Une sonde ordinaire rencontre un obstacle à six pouces du méat. Un bain est prescrit. Le lendemain une bougie conique est arrêtée dans le même point, sans pouvoir le franchir.

Le 28, j'essaie d'introduire une petite sonde exploratrice, de 2/3 de ligne de diamètre. Son extrémité est arrondie. Un stylet d'argent servant de mandrin lui donne de la raideur. Après quelques tentatives infructueuses, elle franchit l'obstacle et pénètre dans la vessie.

Pendant cette opération, on fait d'abord une remarque : c'est que jamais peut-être il ne se rencontra un malade chez lequel la sensibilité fût plus vive, plus exaltée. La sonde cheminait lentement, sans effort, à deux ou trois pouces du méat, lorsqu'il s'écria brusquement qu'il était en proie aux douleurs les plus aiguës, et l'on fut forcé de le maintenir dans son lit. Ce premier renseignement était fâcheux. Un second d'un autre ordre fut donné par la petite ampoule qui s'arrêta au retour à six pouces un quart. Il y avait donc en ce point un rétrécissement long de quatre lignes, étroit, et qui gênait l'émission, ainsi qu'il a été dit. Prendre un parti était assez embarrassant, car le traitement du rétrécissement devait éprouver de grandes difficultés à cause de cette même susceptibilité.

D'un autre côté, abandonner ainsi ce malade offrait de graves inconvéniens. L'affection de la vessie pouvait amener la formation d'un calcul et compliquer la maladie de la manière la plus dangereuse. Joignons à cela que la difficulté d'uriner était grande et exigeait qu'on y portât remède. On se décida pour la dilatation. Une bougie fut introduite jusqu'à l'obstacle, elle ne put le franchir. Une seconde très-déliée fut également arrêtée; on la fixa au-devant du rétrécissement. Elle y causa une vive douleur, et dans la nuit le malade fut forcé de la retirer. Jusqu'ici la sonde exploratrice avait seule pu pénétrer dans la vessie. On essaya de l'introduire une seconde fois, mais inutilement. On pensa que les bougies multiples offriraient peut-être quelque avantage. En effet, il existait un passage puisque la première sonde l'avait pu trouver. Un tube de 3 lignes de diamètre fut donc conduit jusqu'à l'obstacle, puis par son intérieur fut porté un faisceau de bougies multiples. Mais aucune d'elles ne put rencontrer l'ouverture; il fallut donc renoncer à ce moyen.

Ainsi, le 7 août, le malade n'était pas plus avancé que lors de son entrée à l'hôpital. Le 8 août j'essayai l'introduction d'un petit dilatateur. Il passa après les essais ordinaires, et arriva dans la vessie. Son diamètre fut augmenté; mais ayant égard à l'extrême susceptibilité du malade, on borna la dilatation à un tube de 2 millimètres et demi environ, et par son intérieur une sonde très-déliée fut introduite. Cette opération avait été peu douloureuse; l'instrument n'avait rapporté aucune trace de sang. Le soir et dans la nuit le malade fut un peu agité; il dormit cependant 4 heures environ. Le lendemain matin l'urine s'écoulait par la sonde; quelque étroit que fût son diamètre intérieur, l'urètre n'avait point sécrété de pus. Cependant la douleur vague ressentie la veille par le malade avait augmenté graduellement, et dans la journée il retira la sonde. Déjà l'urine sortait un peu plus librement; mais évidemment cette amélioration ne pouvait durer long-temps. Le 13, même état; un bain. Le 14, le malade prétend que la pesanteur habituelle qu'il éprouve au perinée le fait souffrir plus que la présence de la sonde, et de lui-même il demande qu'elle soit de nouveau introduite. On laisse reposer jusqu'au 20; il prend des bains et pour boisson habituelle une tisane de chiendent avec addition d'un gros de sous-carbonate de soude par litre. Les douleurs du perinée et de l'hypogastre étant devenues moins vives, on essaie d'introduire directement une bougie dans la vessie. Elle ne peut pénétrer non plus qu'une sonde élastique semblable à celle qui avait été gardée deux jours; un bain.

Le 21, nouvelle introduction du dilatateur; il

pénètre comme la première fois sans grande difficulté, et après deux minutes environ d'explorations faites avec beaucoup de prudence, la dilatation est portée à 2 lignes moins un quart, et une sonde flexible est glissée dans l'intérieur du dernier tube qui est immédiatement retiré. Alors se reproduisent exactement tous les phénomènes qui avaient marqué le séjour de la première sonde dans la vessie. Le malade éprouve dans la nuit de l'agitation; il est altéré, le pouls devient fréquent, l'hypogastre est sensible. Afin de juger plus clairement si cet état tiendrait à l'introduction ou à la seule présence de la sonde, on essaie de la laisser encore quelque temps dans la vessie. Le malade s'y prête avec courage; on lui recommande cependant de la retirer immédiatement si le pouls devenait plus fréquent. Dans la nuit les souffrances augmentèrent; le lendemain matin la face était couverte de sueur, et à la visite on s'empressa d'ôter la sonde. Deux heures après, une grande amélioration s'était déjà manifestée; on prescrit un bain le matin, un bain de siége le soir, et du chiendent nitré pour boisson. Le lendemain 24, il ne reste plus de traces de l'agitation; le 25, l'urine sort avec facilité; mais la pesanteur au perinée persiste comme avant le traitement. Repos complet pendant huit jours.

Le 2 septembre, on essaie d'introduire directement une sonde de 2 lignes moins un quart; elle pénètre dans la vessie; on la laisse en place, et pour la troisième fois la fièvre se déclare dans la nuit. Instruit par ce qui précède, on retire la sonde le 3 au matin; le 4, repos; le 5, une sonde de 2 lignes 1/2 franchit l'obstacle qui cause à peine une légère étreinte; elle arrive dans la vessie; mais cette fois elle n'y est laissée que deux heures.

Le 8, nouvelle introduction de la même sonde; elle est également gardée deux heures. On songea alors à explorer la vessie qui, chez cet homme, avait été depuis longues années le siége constant d'une partie de ses douleurs. Contenait-elle un calcul? C'est ce qu'il était impossible de vérifier avant d'avoir combattu le rétrécissement. Une sonde d'argent d'un volume ordinaire est introduite. Mais, chose bizarre, en parcourant légèrement la vessie distendue par l'urine que le malade y avait conservée à dessein, je remarquai une très-grande différence de sensibilité entre le côté gauche et le côté droit de cette cavité. Dès que la sonde est seulement en contact avec le premier, le malade dit souffrir beaucoup, et cependant on ne rencontre ni calcul, ni graviers, ni rugosités ou colonnes de la membrane muqueuse. Au contraire, du côté droit, des recherches prolongées ne causent aucune douleur. Ce fait est des plus tranchés ; il est aisément constaté par les personnes présentes à la visite. Le malade a souvent éprouvé des douleurs vagues dans tout le membre gauche; mais que faut-il en conclure? Doit-on reconnaître ici une névralgie de la vessie?

Je sais combien ce mot de névralgie, employé pour caractériser et expliquer une série de phénomènes morbides, excite en général de répulsion, tant on en a fait abus pour désigner des maladies qu'après des recherches plus positives, on a dû rapporter à des causes sensibles, appréciables.

S'agirait-il, au contraire, d'un rhumatisme ayant son siége dans la tunique musculeuse de la vessie? Toujours est-il que, dans ce cas, admettre un catarrhe essentiel de cet organe serait fort difficile; à peine les urines laissaient-elles déposer quelques mucosités, dont l'abondance et la nature ne répondaient nullement à l'acuité des phénomènes observés.

Tous les jours cet homme fut sondé; cette opération ne lui causait plus de douleurs, son rétrécissement avait disparu. Il sortit le 25 septembre dans un état beaucoup plus satisfaisant que celui dans lequel il était entré à l'hôpital; désormais plus d'obstacle à l'émission de l'urine; mais cette fonction s'accomplit toujours avec un peu de douleur, et la pesanteur au périnée n'a point entièrement disparu.

Castagnat, tailleur, âgé de 45 ans, entra à l'Hôtel-Dieu, salle Sainte-Jeanne, pour y être traité d'une ophtalmie chronique. A côté de lui se trouvait un malade affecté de rétrécissement, et qui était traité au moyen du dilatateur et des tubes successifs. Cet homme me dit que, depuis trois ans, il portait aussi un rétrécissement pour lequel il avait déjà été traité.

A la suite de plusieurs blennorhagies, il vit peu à peu le jet de l'urine diminuer de diamètre, puis manquer d'impulsion; et bientôt il n'urina plus que goutte à goutte. Il alla consulter un praticien renommé qui le cautérisa à plusieurs reprises. Dans les premiers temps, l'effet de cette médication fut des plus avantageux. A la vingtième cautérisation, le rétrécissement avait disparu. Cet homme se croyait complètement guéri. Malheureusement le bien-être qu'il éprouvait ne fut pas de longue durée, et, au bout de quelques mois, il urinait avec plus de peine qu'avant d'avoir été traité.

Par l'exemple du malade couché à côté de lui,

il jugea que la dilatation produite par les tubes était peu douloureuse, et il me pria de le traiter.

Je reconnus aisément que la coarctation s'étendait de 5 pouces à 5 pouces 3 lignes 1/2 ; elle était très-prononcée ; le malade était obligé de porter constamment sur lui une bougie déliée, sans laquelle il se fût souvent trouvé dans l'impossibilité d'uriner.

En opérant la dilatation, il n'était pas nécessaire dans ce cas de pénétrer dans la vessie ; le dilatateur droit fut introduit jusqu'au bulbe, il traversa sans grande difficulté la coarctation ; son diamètre fut porté à 1 ligne 1/2 et maintenu à ce degré pendant trois quarts d'heure.

Le lendemain, nouvelle dilatation arrêtée à 2 lignes. Deux jours après, un tube de 2 lignes 1/2 est introduit par le même procédé. Enfin, dans une dernière séance, le diamètre de la coarctation fut encore augmenté ; pendant une demi-heure environ, il fut maintenu à 3 lignes.

Il est inutile de dire que chaque fois l'instrument était très-fortement serré par l'urètre, et qu'on serait difficilement parvenu à introduire directement dans ce conduit membraneux un cylindre d'un volume égal à celui qu'atteignait le dilatateur. Cependant le malade souffrait peu, il venait à pied chez moi et s'en retournait de même après l'opération. Il résulta de ces distensions une assez grande amélioration dans l'émission des urines ; mais, un mois après environ, le rétrécissement avait reparu. Il n'était point arrivé au degré d'étroitesse que j'avais rencontré la première fois ; je recommençai la dilatation temporaire ; elle fut portée de nouveau à 3 lignes.

Ce malade ne put se soumettre à porter des bougies à demeure ; il craignait de perdre une place de laquelle dépendait son existence assez précaire. Depuis cette époque je ne l'ai plus revu.

Cette observation succincte n'offre pas un grand intérêt ; elle pourrait cependant indiquer avec quelle rapidité se reproduisent les rétrécissemens dilatés, lorsqu'ils sont formés par du tissu médullaire. L'inconvénient le plus grave que l'on puisse reprocher à la cautérisation, c'est sans contredit de favoriser le développement de cette production accidentelle.

Charme, ouvrier chapelier, âgé de 38 ans, demeurant rue Jean-de-l'Epine, nº 10, vint me consulter le 27 octobre 1837.

Il était affecté d'une fistule urinaire par laquelle l'urine s'écoulait en telle abondance que ce liquide ne passait plus qu'en très-petite quantité par le méat. Du pus sécrété en grande quantité suintait constamment par la plaie et par l'urètre.

Cet homme était désespéré, car il était obligé de suspendre son travail par lequel il nourrissait avec beaucoup de peine une famille nombreuse.

En 1826, il contracta un écoulement accompagné de chancres; il subit à l'hôpital du Midi un traitement mercuriel.

En 1829, nouvelle blennorhagie; celle-ci ne fut point soignée; le malade prenait de temps en temps quelques verres de tisane; puis bientôt après du vin, etc. : aussi ne put-il se guérir de ce second écoulement.

Vers 1831, il commença à éprouver de la difficulté à uriner; elle augmenta progressivement, et, en 1832, l'urine ne sortait plus que goutte à goutte. Cet état persista pendant six ans; de temps à autre, un régime sévère l'améliorait un peu; mais bientôt de nouveaux excès l'aggravaient de nouveau.

Au mois de février 1837, fatigué de cette affection qui lui rendait déjà le travail très-pénible, et dont il voulait se débarrasser à tout prix, il consulta un herboriste.

Celui-ci lui donna pour injecter dans l'urètre un liquide brunâtre qui avait l'apparence d'un vin foncé en couleur; le malade en fit l'observation :

on lui répondit qu'effectivement c'était du vin, *mais qu'il y avait quelque chose de plus.* Rentré chez lui immédiatement, il exécuta ponctuellement la prescription; au bout d'un quart d'heure il sortit pour ses affaires; mais à peine était-il dans la rue qu'il fut pris de douleurs tellement violentes qu'il tomba et ne put se relever; on le porta chez lui; fièvre intense, énorme gonflement au périnée, etc. Celui-ci abcéda quelques jours après, s'ouvrit, et laissa écouler une grande quantité de pus et d'urine. Depuis lors, ce dernier liquide n'a cessé de sortir de la plaie par un jet volumineux d'abord, mais qui plus tard devint plus délié, sans que celui qui passait par le méat augmentât de diamètre. L'inflammation se dissipa en partie, mais le périnée resta tuméfié et endurci.

Peu de temps après, le malade entra à l'hôpital. On constata un rétrécissement au-devant de la fistule; mais pendant deux mois et demi on fit de vaines tentatives pour y faire pénétrer une bougie.

Le malade découragé quitta l'hôpital. Il entra dans un autre, et il en sortit dans le même état quinze jours plus tard.

Enfin il fut reçu à l'hôpital de la Clinique. Après bien des efforts infructueux, on parvint à introduire un bougie déliée dans le rétrécissement; mais, quand on l'eut retirée, il fut impossible de l'y engager de nouveau.

Le malade rentra chez lui; deux mois après, il vint me trouver et me fit le récit que je viens de rapporter. Avec une sonde en argent de 2 lignes de diamètre, je constatai en effet un rétrécissement à 4 pouces 3/4 du méat. Je me bornai à cette simple exploration.

Le 28 octobre, j'introduisis dans l'urètre un cathéter dont la portion courbe avait 1 ligne et la tige droite une 1/2 ligne de diamètre. Il s'arrêta d'abord à 4 pouces 3/4 du méat; pendant cinq minutes environ, je fis des tentatives pour le faire pénétrer plus loin; elles déterminèrent beaucoup moins de douleur que le malade n'en avait éprouvé par le contact d'une bougie : j'insiste sur ce fait qu'il m'affirma positivement. Elles eurent pour résultat d'engager l'extrémité de l'instrument dans la coarctation. Il y était retenu, mais une pression modérée ne put le faire avancer. Je le laissai en place pendant cinq minutes.

Le 29, je répétai la même opération. Voyant que j'éprouvais la même impossibilité que la veille à poursuivre la route que j'avais rencontrée, je retirai le cathéter et le remplaçai par un autre à peu près semblable, mais dont l'extrémité n'offrait que 2/3 de ligne de diamètre. Il s'engagea un peu plus profondément dans le rétrécissement; il resta dix minutes en place, puis je repris le premier instrument qui, cette fois, dépassa au moins de deux lignes le point où il s'était arrêté d'abord. Il fut maintenu dans cette position pendant trois quarts d'heure.

Le 30, je renouvelai exactement les mêmes tentatives, mais cette fois elles furent couronnées de plus de succès. Le plus délié des deux cathéters franchit le rétrécissement; puis, à un pouce environ de distance du premier, il fut de nouveau arrêté; c'est dans l'intervalle de ces deux coarctations que s'était formée la fistule. Le malade avait fort peu souffert; il prenait bon espoir; mais il me fit observer qu'il ne pouvait se traiter chez lui. Je l'engageai à entrer à l'Hôtel-Dieu, ce qu'il fit le 2 novembre. On me permit de continuer à lui donner des soins; le 3, le cathéter, dont l'extrémité offrait une ligne de diamètre et la tige droite une demi-ligne, dépassa le premier rétrécissement qui exerça d'abord sur lui une forte étreinte; mais elle diminua bientôt, car, au moment où je dus attaquer le second obstacle, une partie étroite de l'instrument avait, dans l'intérieur du premier, succédé à l'extrémité plus volumineuse; je pus donc agir avec liberté.

Pendant quelques minutes, je ne pénétrai point dans l'orifice du second rétrécissement; puis le cathéter finit par s'y engager. J'en fus averti par cette sensation d'étreinte dont j'ai parlé maintes fois, et sur laquelle je ne saurais trop insister; car, si on la néglige, il me paraît impossible d'obtenir dans le cathétérisme de bons résultats sans s'exposer à causer de graves accidens. L'instrument fut laissé à demeure pendant un quart d'heure. Il était entré de 2 à 3 lignes dans la coarctation. M. le docteur Marotte, présent à cette opération, put s'assurer de la force singulière avec laquelle il y était serré.

Le 4, même opération que la veille; arrivé au même point, je quittai le malade pendant une demi-heure; il avait maintenu le cathéter dans la position où je l'avais laissé. A mon retour, je crus remarquer qu'il était, je ne dirai pas plus libre, mais un peu moins étreint; il paraissait avancer un peu sous la main qui le pressait. Un doigt fut introduit dans le rectum. Pendant que je poussais modérément l'extrémité externe, il sentait l'antérieure glisser dans la région musculeuse, et de cette manière, je parvins dans la vessie, non point brusquement, mais très-lentement, car cette dernière manœuvre dura plus de cinq minutes.

Jusqu'ici le malade avait fort peu souffert, beaucoup moins, disait-il, que dans les tentatives précédemment faites pour introduire des bougies, et cependant rien n'avait été donné au hasard.

Ce simple passage des instrumens dans l'urètre avait un peu diminué le gonflement du périnée; le malade me le fit remarquer lui-même.

Le 5, le cathéter fut revêtu d'une enveloppe membraneuse, puis introduit dans la vessie. Un premier tube fut glissé sur la tige droite à laquelle il donnait un diamètre égal à celui de l'extrémité de la portion courbe; il fut laissé en place vingt minutes.

Le 6, la dilatation fut portée à 1 ligne 1/2 et maintenue pendant un quart d'heure.

Le 7, elle atteignit 2 lignes moins un quart. Au moment où je retirai l'instrument, j'essayai d'introduire directement à sa place une sonde élastique d'un volume égal au sien. Elle pénétra, non sans éprouver une résistance assez prononcée; mais néanmoins elle franchit successivement les deux obstacles et arriva jusque dans la vessie. Elle fut fixée et laissée à demeure.

Je continuerai dans un autre lieu l'histoire de ce traitement : j'ai voulu seulement justifier par un exemple de plus ma prédilection pour les instrumens déliés dont l'extrémité est la partie la plus volumineuse. Je m'abstiendrai de toute réflexion; elle serait, je pense, inutile.

J'aurais pu citer d'autres observations : elles n'auraient offert que la répétition de circonstances à peu près semblables à celles que j'ai rapportées. Ce que j'ai dit suffira pour montrer comment doivent être appliqués les divers procédés que j'ai décrits; dans quels cas leur emploi sera-t-il indiqué? C'est ce que je vais examiner rapidement.

Parmi les différentes maladies qui ont pour effet de gêner plus ou moins l'excrétion de l'urine en rétrécissant l'urètre, il en est une caractérisée par ce signe en quelque sorte négatif, qu'elle ne laisse après elle à l'autopsie aucune altération anatomique.

L'inflammation qui a envahi des tissus disparaît bien quelquefois en totalité, pendant le passage de la vie à la mort; mais cette disparition n'est complètement possible qu'à un seul degré de la série de phénomènes qu'on nomme inflammatoires, c'est-à-dire lorsqu'ils n'ont encore produit qu'une simple congestion. L'absence de signes physiques qui rappellent, à l'inspection de l'urètre, l'existence d'un obstacle au cours de l'urine, n'est donc qu'une exception dans l'histoire du rétrécissement inflammatoire, tandis qu'elle est constante dans l'autre cas.

Mais si l'on pouvait concevoir, après la mort, quelques doutes sur la nature de la maladie, ils seraient levés à l'instant par le rapprochement des premiers symptômes qui appartiennent à ces deux espèces de coarctations.

Quelque rapidement que marche une inflammation, un temps plus ou moins appréciable est nécessaire pour qu'elle se développe et modifie les tissus qui en sont le siége. Lors donc que l'inflammation rétrécit l'urètre, il est presque toujours facile de faire l'histoire de ses symptômes progressifs. Il n'est point à présumer que la maladie puisse être méconnue; car la douleur qu'elle cause est très-vive dans un organe doué d'une aussi exquise sensibilité.

Il n'en est point ainsi de l'affection qu'à l'inspection anatomique, on pourrait quelquefois confondre avec le premier degré du rétrécissement inflammatoire. Son invasion est instantanée. On sonde un malade, et l'on introduit aisément dans l'urètre un instrument de deux à trois lignes de diamètre. Forcé quelques instans après de répéter l'opération, on rencontre un obstacle insurmontable; par une légère pression, on maintient l'extrémité de la sonde en contact avec lui, et tout-à-coup il disparaît; la sonde avance de quelques lignes, puis elle est de nouveau brusquement arrêtée.

Si, renonçant à l'introduction d'un instrument que l'on croit trop volumineux, on le remplace par une bougie très-fine, elle est également arrêtée là où, quelques instans auparavant, avait passé un cylindre d'un diamètre beaucoup plus grand. Très-souvent, lorsqu'on retire cette bougie, on s'aperçoit qu'elle est étreinte par la portion du canal dans laquelle on a pu la faire pénétrer.

Tels sont les signes principaux qui établissent une démarcation bien tranchée entre les coarctations de ce genre et les autres maladies qui rétrécissent aussi l'urètre. Instinctivement en quelque sorte, et sans discussion, on nomma les premières spasmodiques. Cette dénomination indiquait qu'elles étaient produites par la contraction des muscles de l'urètre; et elle paraissait d'autant mieux leur convenir, que la contractilité musculaire produit seule des effets aussi rapides que ceux que nous avons rapportés.

La contraction musculaire, le spasme de l'urètre, est, de tous les obstacles que l'on rencontre pendant le cathétérisme, celui que le chirurgien peut le moins prévenir. En effet, si ce dernier est consulté pendant la période de développement des autres rétrécissemens, il leur opposera des moyens thérapeutiques qui les arrêteront complètement, ou qui diminueront de beaucoup la gravité des accidens qu'ils peuvent causer. Mais comment empêcher les muscles de l'urètre de se contracter spasmodiquement?

Contre le rétrécissement spasmodique sont inefficaces tous les procédés à l'aide desquels la chirurgie moderne nous apprend à pénétrer dans la vessie, sans employer la violence, et en suivant la direction irrégulière que la maladie a donnée à l'urètre.

Peut-être est-ce pour ces deux motifs, c'est-à-dire pour s'affranchir d'une responsabilité, et pour expliquer l'insuccès du cathétérisme, que l'on abusa étrangement du spasme. On s'en servit pour caractériser les causes les plus diverses qui avaient empêché l'introduction d'une sonde dans la vessie.

Aussi, des hommes instruits s'élevèrent contre cette interprétation vicieuse. L'expérience leur permit d'apprécier chaque jour avec exactitude la nature des résistances qui s'opposent à l'introduction de la sonde, et les confirma dans cette pensée, que le spasme de l'urètre n'est que bien rarement la cause unique de la coarctation.

A leur tête, je citerai M. Amussat. Dans un Mémoire lu à l'Institut, il s'exprime ainsi :

« Moi, je n'admets la possibilité de rétrécisse-
» ment spasmodique que dans la portion muscu-
» leuse du canal, et encore je ne lui accorde pas
» une grande valeur comme obstacle à l'introduc-
» tion des sondes, s'il n'est accompagné de l'in-
» flammation de la membrane muqueuse. »

On conçoit en effet que là où des muscles embrassent l'urètre presque circulairement, là où ils ont pour fonctions habituelles de le comprimer pour en chasser différens liquides; une douleur récemment éprouvée, l'appréhension d'une opération, etc., peuvent exagérer leur contraction, les affranchir pour quelque temps de l'empire de la volonté, en un mot les mettre dans un état de tension permanente marquée seulement de quelques rémissions.

Cet état constitue le spasme. Affecte-t-il les muscles de la mâchoire inférieure? il la maintiendra fixée contre la supérieure; ceux qui environnent une luxation? il s'opposera à la réduction, etc. D'ailleurs, souvent, pendant le cathétérisme, on s'aperçoit que la sonde est étreinte par le muscle bulbo-caverneux.

Aussi n'a-t-on jamais songé à nier l'existence

du rétrécissement spasmodique dans la région musculeuse de l'urètre.

Mais que penser de phénomènes semblables qui auraient pour siége la portion de l'urètre dans laquelle il n'existe plus de fibres charnues circulaires?

Il semble que pour ces derniers on a raisonné ainsi. On crut remarquer, dans la partie antérieure de l'urètre, des rétrécissemens de forme spasmodique. On en tira cette conclusion qu'elle est musculeuse. Puis vinrent des recherches plus précises : on disséqua l'urètre avec soin, et l'on reconnut que depuis le bulbo-caverneux jusqu'au méat, il n'y a point de fibres circulaires. De ce dernier fait, on fut bien près de conclure que dans cette même région il n'y a point de rétrécissemens spasmodiques.

J'avoue que, malgré la grande autorité de M. Boyer, de M. Lallemant, qui ont vu des rétrécissemens à un et deux pouces du méat, je répétais avec M. Amussat : « Il n'y a pas de rétrécissement spasmodique là où il n'y a pas de muscles; » lorsqu'on me communiqua le fait suivant :

René (Antoine), âgé de vingt-six ans, domestique, entra, le 29 avril 1836, à l'hôpital Saint-Louis. Il n'avait jamais eu d'affections syphilitiques ni de blennorhagies. Il y a six ans il tomba à cheval sur une poutre, et se fit une forte contusion au périnée. Immédiatement il urina goutte à goutte, et pendant quatre heures, du sang presque pur. Dans la nuit, il eut envie d'uriner, et ne put satisfaire ce besoin.

Le lendemain matin, il alla à pied consulter un chirurgien qui demeurait à une lieue de l'endroit où il travaillait. Pendant ce trajet, il souffrit beaucoup. On le sonda assez facilement, et il sortit une grande quantité d'urine sanguinolente. Dans la journée et les jours suivans, il put uriner sans être sondé. Il n'eut pas de gonflement des bourses ni du périnée. Il n'urina pas de pus. Le jet était seulement un peu plus petit qu'avant l'accident. Il retourna chez lui et reprit ses travaux. Il souffrait peu, et seulement lorsqu'il marchait.

Quinze jours après l'accident, l'urine était claire, limpide ; le jet en était seulement un peu rétréci.

Depuis ce moment, il diminua graduellement; et il y avait cinq mois que le malade n'urinait plus que goutte à goutte, lorsqu'il entra à l'hôpital.

Le 30 avril, à la visite du matin, on introduisit dans l'urètre une sonde d'argent d'un calibre ordinaire; elle pénétra, sans rencontrer d'obstacle, jusqu'à la portion membraneuse. Là, son extrémité fut brusquement arrêtée sans qu'elle parût s'engager dans un rétrécissement.

Le chirurgien, introduisant son doigt dans le rectum, reconnut que la direction donnée à la sonde était convenable, et celle-ci, ne pouvant pénétrer, fut retirée. Immédiatement on essaya d'introduire une bougie conique de petite dimension : elle arriva sans difficulté comme la sonde jusqu'au rétrécissement ; son extrémité parut se replier au-devant de l'obstacle : c'est pourquoi on la remplaça par une autre de même diamètre.

Cette dernière fut donc présentée à l'urètre ; elle pénétra jusqu'à un pouce du méat, puis elle s'arrêta.

Le chirurgien, pensant que son extrémité s'était engagée dans une des lacunes du canal, la retira de quelques lignes, et, à plusieurs reprises, il essaya de lui donner une autre direction qui lui eût fait éviter le petit repli valvulaire de la membrane muqueuse. Toutes ces tentatives furent inutiles. Ne pouvant donc attribuer l'arrêt de la bougie à un obstacle de ce genre, on la poussa un peu plus fortement; elle n'avança que de quelques lignes.

C'est alors que voulant la retirer du canal, on s'aperçut qu'elle y était fortement étreinte. La constriction exercée par l'urètre sur la bougie était telle que tout le pénis s'alongeait pour la suivre, quoiqu'elle n'eût pénétré qu'à quinze lignes au plus du méat.

Les jours suivans, la sonde fut introduite avec la plus grande facilité jusqu'au rétrécissement de la portion membraneuse qui fut traitée sans rien présenter de remarquable.

On chercherait vainement un type de rétrécissement spasmodique mieux caractérisé.

Je ferai remarquer que, dans le point de l'urètre où il a été observé, la contraction musculaire n'en peut être la cause. Quant à l'inflammation, il est évident que, pendant l'espace d'une minute au plus qui s'écoula entre la première et la seconde introduction de la bougie, elle ne pouvait se développer au point de rétrécir l'urètre.

Dans les leçons orales de Dupuytren est consignée une observation à peu près semblable.

« C..., âgé de 36 ans, d'une bonne constitu-
» tion, fut reçu à l'Hôtel-Dieu, salle Saint-Paul
» n° 67, le 6 février 1827 ; il n'avait eu qu'une
» seule blennorhagie; mais elle avait duré dix
» ans. Depuis sept à huit ans, époque à laquelle
» elle cessa complètement, il avait vu le jet de
» son urine diminuer, sortir en nappe, en épi;
» enfin, depuis quatre à cinq mois, il n'urinait

» plus que goutte à goutte avec beaucoup d'ef» forts, et quand il avait cessé de faire des efforts, » l'urine coulait d'elle-même sans qu'il eût le » pouvoir de la retenir. Le 7 février, une sonde » d'un moyen calibre fut placée dans le canal et » pénétra jusqu'au devant de la portion membra» neuse; là, elle fut arrêtée par un rétrécisse» ment dur, que la sonde pressa d'abord légère» ment, puis avec plus de force, sans pouvoir s'y » engager, dans quelque sens qu'elle fût tour» née. Une bougie fut placée au-devant de l'ob» stacle; mais le malade indocile la retira une » heure après. Le soir, on essaya de la réintro» duire, mais inutilement; l'urètre était dans un » état de spasme si grand, qu'on ne put la faire » pénétrer au-delà de la fosse naviculaire; elle » fut tellement serrée par les parois du canal, » qu'une force assez grande était nécessaire pour » l'arracher. Le 9 février, M. Dupuytren pré» senta au canal une sonde d'argent d'un moyen » et d'un petit calibre; l'une et l'autre furent ar» rêtées dans la fosse naviculaire et pressées avec » la même force que la bougie l'avait été la veille. » Un bout de sonde arrondie à son extrémité » fut introduit et fixé dans la fosse naviculaire; » elle fit peu de chemin dans les premiers instans, » mais au bout de 24 heures elle avait péné» tré..... etc. »

Essayons donc de rattacher à des faits d'un autre ordre le singulier phénomène que nous venons de rapporter.

Le mode suivant lequel le sang circule dans la verge permettrait, je crois, de lui assigner une cause assez probable.

La circulation de l'urètre est entièrement distincte de celle des corps caverneux. Si l'on injecte les veines de ces derniers en bleu, et celles de l'urètre en rouge, à peine voit-on quelques ramuscules unir l'un de ces systèmes à l'autre. Leur petit nombre et l'exiguité de leur diamètre montrent avec la plus grande évidence qu'elles sont insuffisantes pour rapporter dans l'un le sang qui serait en excès dans l'autre.

Pendant l'érection, il y a turgescence des deux systèmes, par suite d'une compression musculaire que je ne crois pas devoir décrire ici. Mais il importe de remarquer que les corps spongieux et caverneux peuvent entrer séparément en érection.

Dans des urétrites très-aiguës, on voit souvent des érections auxquelles les corps spongieux ne participent que faiblement; la verge décrit alors une courbe dont la concavité est tournée en bas; lorsqu'un rétrécissement a oblitéré le tissu spongieux dans toute son épaisseur, le gland reste flétri pendant l'érection des corps caverneux.

Réciproquement, toute compression qui, n'agissant que sur les veines de l'urètre, empêchera le retour du sang, produira nécessairement la congestion, l'érection isolée de l'urètre.

Or, il est un muscle admirablement placé pour comprimer le corps spongieux : c'est le bulbo-caverneux.

La contraction de ce muscle peut arrêter le retour du sang veineux de l'urètre, tandis que l'artère du bulbe, échappant à cette compression par la profondeur de son siége et par l'impulsion avec laquelle le sang y est mû, continuera d'apporter ce fluide dans le corps spongieux.

Il est assez difficile de dire quelle modification apportera dans cette érection partielle l'existence d'un rétrécissement organique. On ne pourrait, ce me semble, lui accorder d'influence ici qu'autant qu'il gênerait la circulation veineuse, ou la circulation artérielle de l'urètre.

Dans le premier cas, il serait, en quelque sorte, une cause prédisposante à la congestion qui pourrait être produite par une faible contraction du bulbo-caverneux.

Dans l'autre hypothèse, c'est-à-dire lorsque le sang artériel n'arrive qu'en petite quantité dans l'urètre, il n'y aura plus d'érection possible.

Enfin, si le rétrécissement formait un cylindre volumineux et dur, il pourrait servir de point fixe, et la compression s'exercerait sur lui.

Supposons donc que chez un individu irritable, et dont le corps spongieux n'est pas oblitéré, une cause quelconque excite subitement la contraction spasmodique du muscle bulbo-caverneux.

Le corps spongieux sera à l'instant le siége d'une congestion qui persistera aussi long-temps que la contraction : dire qu'il est enflammé, ce serait prétendre que l'érection est une inflammation des corps caverneux.

Mais cette congestion a pour effet immédiat de modifier singulièrement le diamètre de l'urètre. Là où passait aisément une sonde volumineuse, à peine une bougie filiforme pourra-t-elle être introduite. La congestion mécanique surprend-elle celle-ci dans l'urètre, elle l'y étreindra, et on aura tout autant de peine à la retirer que si elle avait été saisie par le bulbo-caverneux lui-même.

On peut à volonté reproduire tous ces phénomènes sur le cadavre, au moyen d'une expérience fort simple. Injectez le corps spongieux, après avoir introduit une bougie dans l'urètre. Plus vous pousserez avec force le piston de la seringue, plus vous aurez de peine à enfoncer ou retirer la petite bougie. Si vous suspendez la pression, le tissu spongieux se vide en vertu de son élasticité, et le poids seul de la bougie suffit pour la faire sortir du canal.

Tel est, ce me semble, le mécanisme qui produit les rétrécissemens spasmodiques de la partie antérieure de l'urètre. On concevra aisément leur rapide invasion, leur disparition non moins subite, et ces alternatives de relâchement et de coarctation pendant lesquelles la sonde avance de quelques lignes, puis est arrêtée brusquement.

Cet avancement correspondrait à un relâchement momentané du bulbo-caverneux, pendant lequel les veines s'étant un peu vidées, la congestion a été diminuée, et le diamètre de l'urètre augmenté d'autant.

Ces rétrécissemens ne pourraient, pas plus que la congestion, affecter un seul point de l'urètre lorsqu'il est sain.

Toute la partie située entre le méat et les muscles contractés serait nécessairement rétrécie, à l'exception toutefois du gland ; la densité de son tissu le soustrairait à cet étranglement. Mais, plus la sonde pénètre profondément, plus la résistance est grande.

On pourrait, je le sais, faire à cette interprétation du phénomène une objection sérieuse : c'est qu'on n'a point noté que l'érection du gland fût constante dans les rétrécissemens spasmodiques.

J'avoue que, dans l'observation que je viens de rapporter, je ne saurais dire positivement si ce fait s'est présenté.

Je me bornerai à remarquer que, dans les cas nombreux où l'on sonde sans découvrir entièrement le gland, son érection peut être méconnue si l'attention n'est pas dirigée sur ce point. De ce qu'on n'a pas indiqué cette particularité, on n'aurait donc point le droit de conclure qu'elle n'a pas existé.

Quelle que soit au reste la valeur de l'explication ci-dessus, je l'ai hasardée uniquement parce qu'elle m'a paru avoir un degré de probabilité de plus que celle qui reposerait sur la contractilité du tissu fibreux de l'urètre.

Le nom de spasmodique convient évidemment aux rétrécissemens semblables à celui que nous avons rapporté. Ils sont en effet la conséquence mécanique de la contraction des muscles qui enveloppent l'urètre. Ils surviennent et disparaissent avec cette contraction. Mais hâtons-nous de dire qu'ils sont loin d'être fréquens, et qu'il est rare surtout que l'on ait l'occasion de les observer dans un point de l'urètre parfaitement sain.

Je parlerai fort peu du traitement des rétrécissemens spasmodiques. Attendre patiemment, tel est, dans les cas de ce genre, le précepte qu'il importe le plus d'observer. Si la présence d'une bougie dans le canal ne déterminait aucune douleur, on pourrait la maintenir en contact avec l'obstacle, afin de profiter de chaque intermittence de la contraction pour avancer de quelques lignes.

On sait que Samuel Cooper recommande de plonger le gland dans l'eau froide pour combattre les rétrécissemens spasmodiques ; le succès rapide de ce traitement tendrait encore à prouver que le rétrécissement spasmodique de la partie antérieure de l'urètre est l'effet d'une simple congestion mécanique du tissu spongieux.

Un des caractères principaux de l'inflammation est de déterminer, dans les tissus qu'elle envahit, une congestion plus ou moins persistante, qui peut être accompagnée de développemens ou d'oblitérations vasculaires.

L'introduction dans l'urètre d'instrumens volumineux, l'extraction de corps étrangers qui s'y seraient arrêtés, la rétention volontaire et trop prolongée de l'urine dans la vessie, la contagion... et toutes les causes, en un mot, qui produisent en général les inflammations des membranes muqueuses, peuvent déterminer celle de l'urètre.

Lorsque cette cause est mécanique, la maladie siége habituellement dans les points qui ont été le plus profondément lésés.

Quel que soit, du reste, le mode suivant lequel l'urétrite s'est développée, rien n'est plus fréquent que de voir survenir la rétention de l'urine dans la vessie. Elle est ordinairement la résultante de la congestion du tissu spongieux qui diminue le diamètre de l'urètre, et de l'épaississement de la membrane muqueuse qui le tapisse.

Dans les points enflammés, la sensibilité est extrême. La douleur s'exaspère par l'écoulement de l'urine. Le malade cherche à le rendre aussi lent que possible. Il le compare au passage d'un fer rouge dans le canal.

Cette irritation se communique aux muscles qui enveloppent l'urètre. Ils sont dans un état de contraction presque permanente qui rétrécit encore son diamètre.

Le jet de l'urine est étroit, filiforme, souvent interrompu; quelquefois même la rétention est complète.

Elle est en rapport direct avec l'intensité de la maladie et l'irritabilité du malade.

Souvent le pouls est accéléré, petit ; le malade éprouve de la soif ; l'hypogastre et le périnée sont douloureux à la pression.

Cette affection se développe avec toute la rapidité qui caractérise en général la marche des maladies aiguës. Au bout d'un temps fort court ; la rétention est souvent considérable. La nature de la cause à laquelle on doit l'attribuer est rarement douteuse.

Si, pour l'apprécier avec plus de certitude, on essaie de faire pénétrer une sonde ou une bougie dans la vessie, la douleur qu'elle détermine est extrême ; et, avec quelque habileté que l'on tente cette introduction, la résistance qu'elle rencontre, les souffrances du malade, le sang qui s'écoule abondamment, ne permettent point de la terminer.

Ce n'est donc point par des moyens mécaniques que l'on peut ici rétablir le cours de l'urine. Les antiphlogistiques doivent seuls former la base du traitement.

Une saignée au bras, si le système veineux paraît distendu ; des sangsues appliquées au périnée en nombre proportionné à l'intensité actuelle de la maladie et à celle qu'on suppose qu'elle peut acquérir ; des bains de siége, préférables ici aux bains entiers ; des cataplasmes sur l'hypogastre et le périnée ; des injections dans l'urètre avec de l'eau de guimauve contenant en suspension quelques grains d'opium ou de belladone ; la diète ; des boissons aqueuses, d'autant moins abondantes que la difficulté d'uriner est plus grande, etc. ; tels sont les principaux remèdes sous l'influence desquels on voit souvent disparaître la rétention aussi rapidement qu'elle était survenue.

S'il arrive que le malade meure pendant qu'il est en proie à cette affection, l'examen de l'urètre est loin d'offrir un rétrécissement en rapport avec les accidens observés pendant la vie. C'est, en effet, un caractère des inflammations aiguës, de disparaître en grande partie après la mort ; celle-ci réduit de beaucoup les phénomènes de congestion. Néanmoins, la muqueuse est encore rouge, gonflée, et semble faire saillie dans le canal.

Enfin nous arrivons à cette classe nombreuse de rétrécissemens nommés permanens, organiques, ou mieux organisés.

Ce sont eux qui opposent les obstacles les plus prononcés à l'émission de l'urine et à l'introduction des instrumens dans la vessie.

Sous le rapport de l'anatomie pathologique, ils offrent des variétés infinies. Elles doivent influer beaucoup sur la nature du traitement ; mais, au commencement de celui-ci, une indication commune à tous se présente.

Quel que soit le mode de thérapeutique que l'on se propose d'employer, il ne deviendra applicable qu'au moment où le rétrécissement se laissera franchir par des instrumens d'une ou deux lignes de diamètre.

Je ne parlerai point, en effet, de ce procédé barbare qui consiste à pousser dans l'urètre des substances plus ou moins énergiques, et à leur laisser le soin de choisir une direction convenable.

Dans tous les cas, sans aucune exception, c'est du dedans au dehors qu'il faut attaquer la coarctation.

Nul doute que de grandes difficultés ne se rencontrent souvent dans cette méthode, et le désir de les éluder pourrait seul en conseiller une contraire.

Mais le chirurgien n'aurait plus aujourd'hui, comme à une certaine époque, l'impuissance de l'art pour excuse.

Je supposerai d'abord que la rétention d'urine n'est pas complète, et qu'en outre le cas est simple, c'est-à-dire qu'il est possible de franchir le rétrécissement avec des instrumens souples, mais fort déliés. Il s'agit uniquement d'élargir la voie dans laquelle ils s'engagent aisément.

Dans cette circonstance, tous les chirurgiens sont à peu près d'accord ; et ils recommandent l'usage des bougies. Il convient cependant de bien s'entendre sur l'effet que produisent ces instrumens et sur les résultats que l'on doit attendre de leur emploi.

Introduits dans un rétrécissement, ils exercent sur lui deux actions bien distinctes. La première est une distention toute mécanique. Dans une virole, toujours douée d'élasticité lors même que la maladie a considérablement diminué cette propriété naturelle, on pousse avec plus ou moins de force des instrumens coniques. Il en résulte une dilatation proportionnée à l'extensibilité de la coarctation, à la raideur de la bougie et à l'impulsion qui lui est communiquée.

Mais ce procédé n'est point très-rationnel. En effet, pour effacer les plis de la membrane muqueuse, et surtout pour résister à la pression exercée à l'aide de la bougie, le chirurgien est contraint d'allonger très-fortement l'urètre. Or, il est manifeste qu'une extension longitudinale place ce conduit élastique dans des conditions très-défavorables au but que l'on se propose d'atteindre, et qu'elle augmente la résistance que le rétrécissement oppose naturellement à l'introduction d'instrumens volumineux.

Il est de toute évidence que, les autres conditions restant les mêmes, un cône pénétrerait plus profondément dans la coarctation si l'on pouvait éviter de faire subir à celle-ci l'allongement qu'exige impérieusement le cathétérisme dans ce cas particulier.

Mais cet inconvénient très-réel, incontestable, est racheté par d'autres avantages. Ainsi la souplesse des bougies permet au médecin d'engager le malade à les pousser de temps en temps pendant l'intervalle des visites; et quoique cette manœuvre ne soit point complètement exempte de quelques dangers, elle est souvent d'un grand secours pour accélérer le traitement.

La bougie est arrêtée, soit que, manquant de résistance, elle se recourbe plutôt que d'avancer, soit que, par prudence et dans la crainte de causer de la douleur, le chirurgien ait jugé convenable de modérer la force d'impulsion.

Cependant l'action mécanique persiste. Si l'on eût immédiatement retiré l'instrument, en vertu de son élasticité, la coarctation serait bientôt revenue à peu près au même diamètre qu'elle avait avant l'opération. Mais, au bout d'un terme très-variable et qui dépend uniquement de l'organisation anatomique du rétrécissement, cette force de retrait, comme celle des ressorts imparfaits, s'épuise en luttant contre le corps qu'elle étreint.

Tous ces phénomènes peuvent être appelés physiques. Il en est d'autres qui les accompagnent et qui, dans la question que j'étudie, doivent être pris en considération.

Un corps étranger solide, introduit dans nos tissus ou dans les conduits qui habituellement ne donnent accès qu'à des liquides, produit bientôt, par son simple contact avec les parois de la cavité dans laquelle il s'est arrêté, une véritable maladie.

Ses caractères sont d'abord l'afflux du sang, puis une sécrétion de nature variable. Les membranes muqueuses versent en abondance autour de lui ce liquide visqueux, onctueux, qu'à l'état sain elles ne secrètent qu'en petite quantité. Enfin si le contact persiste, la sécrétion s'épaissit graduellement, perd sa transparence et offre l'aspect purulent. En même temps le sang qui engorgeait les tissus environnans a en partie disparu. A-t-il fourni les matériaux du nouveau liquide ou bien la circulation s'est-elle rétablie? Peu importe ; le fait est que le corps étranger est désormais plus libre : les parois de la cavité qui le renferme sont moins gonflées, et il en sera expulsé s'il rencontre un conduit assez large pour lui donner passage. Son trajet est alors facilité par les mucosités purulentes qui le lubrifient incessamment.

Cette loi générale va nous servir à interpréter ce que l'on observe après l'introduction d'une bougie dans un rétrécissement. Entre celle-ci et le méat on voit bientôt suinter un liquide jaune ou blanchâtre dont l'abondance et les propriétés physiques varient beaucoup. Mais il est rare qu'il manque complètement. Les malades, qui pour la plupart ont eu antérieurement des blennorhagies, pensent que la bougie a reproduit cette affection contagieuse. Quelquefois ils se tourmentent de cette idée, cherchent dans leur imagination à l'expliquer par diverses circonstances, et ne sont pas toujours complètement rassurés par les paroles du chirurgien, qui leur assure qu'ils n'ont à redouter aucun accident syphilitique.

On remarque aussi que la bougie est devenue plus libre dans l'urètre. Je ne dirai point, dans un langage métaphorique et peu convenable lorsqu'on l'applique aux sciences, qu'elle y a acquis droit de domicile ; mais il est certain qu'elle est serrée avec moins de force qu'au moment où on l'a introduite. Lorsqu'elle est cylindrique dans toute son étendue, ce phénomène est des plus évidens. Il pourrait être masqué par la forme conique, si l'on n'avait noté avec beaucoup de précision le point de l'instrument qui correspondait au méat.

Ainsi les bougies distendent mécaniquement la coarctation, et, de plus, elles entent une maladie nouvelle sur celle que l'on veut guérir. Ceci n'est point un reproche que je leur adresse; bien au contraire, cette espèce de dégorgement me paraît souvent utile et quelquefois nécessaire.

Mais une distinction doit être établie. Les tissus organiques ne supportent point impunément cette évolution de phénomènes pathologiques. Presque inévitablement, ils subissent une sorte de ramollissement qui, dans quelques cas, peut être porté au point de les rendre friables. Ce changement de consistance, cette espèce de maladie, je le répète, dont le chirurgien détermine à son gré le développement, est un auxiliaire utile dans le traitement des rétrécissemens ; mais il faut en faire usage avec discernement. Remarquons qu'un certain temps est nécessaire pour que les phénomènes consécutifs se développent. Dupuytren les désignait sous le nom de dilatation vitale. On ne la produira point, si l'on se borne à laisser chaque fois, un quart-d'heure seulement, la bougie engagée dans le rétrécissement. Ceci donc nous conduit naturellement à examiner la question suivante : Combien de temps les bougies séjourneront-elles dans l'urètre?

Sur ce point, les opinions sont assez partagées. Quelques chirurgiens pensent que, pour obtenir une guérison durable, il est nécessaire de laisser pendant des jours, des semaines, des mois, ces instrumens à demeure.

D'autres, au contraire, bornent à une heure ou même à une demi-heure, la dilatation, et prétendent arriver presque aussi promptement à la fin du traitement.

Ces deux systèmes opposés renferment, ainsi qu'il arrive toujours en pareil cas, de grandes vérités; mais ils me paraissent trop exclusifs.

Lorsque je commençai à étudier les rétrécissemens de l'urètre, j'apportai au lit du malade, comme c'est l'ordinaire, des idées préconçues. J'avais lu attentivement tout ce que l'on avait écrit pour et contre la cautérisation.

Craignant avec juste raison le développement des tissus inodullaires, j'avais promptement compris que cette méthode ne pouvait être qu'exceptionnelle. Une classe de rétrécissemens organisés me paraissait surtout réclamer impérieusement son emploi : c'était ces coarctations à parois épaisses, calleuses, qui donnent au doigt qui les touche la sensation de nodosités enveloppant l'urètre. A l'inspection anatomique, elles m'avaient offert une sorte d'infiltration d'albumine coagulée, dont la coupe présentait une surface homogène ; mais il m'était démontré qu'on chercherait vainement à élargir, par des distensions mécaniques, des strictures de ce genre. Leur élasticité est presque nulle : elles se déchirent sous l'effort, mais ne cèdent point. Je pensais qu'on devait d'abord les détruire par le caustique avant de tenter la dilatation. Puis je vis des praticiens fort expérimentés qui suivaient une conduite toute opposée.

Dans ces mêmes cas, ils laissaient des bougies à demeure, sans s'efforcer de leur faire atteindre un diamètre considérable. A mon grand étonnement, je remarquai maintefois que, sous l'influence de ce simple traitement, les callosités disparaissaient comme par enchantement. Après un temps fort court, elles n'étaient plus sensibles au doigt promené le long de l'urètre, et bientôt elles n'opposaient plus aucun obstacle à la dilatation mécanique.

Ce fait n'est pas un des moindres désenchantemens que j'éprouvai au sujet de la cautérisation. Il me fit apprécier toute l'importance de la dilatation permanente. Évidemment, il serait impossible d'arriver aussi promptement aux mêmes résultats par la dilatation temporaire.

Mais à mesure que de cette classe bien tranchée de rétrécissemens, notre examen descendra sur ceux qui ont encore conservé quelque élasticité, le traitement devra naturellement être soumis à des modifications. Des trois moyens : dilatation mécanique, dégorgement, ramollissement, que les bougies mettent à la disposition du chirurgien, le premier acquerra progressivement une valeur de plus en plus grande; souvent même les deux autres devront disparaître. Disons enfin que la sensibilité individuelle des malades influera beaucoup sur la durée du séjour que les bougies feront dans l'urètre. C'est ainsi que dans l'observation rapportée (page 131), des accidens se manifestèrent toutes les fois qu'on essaya de les laisser à demeure; ils disparurent aussitôt que l'on se borna à pratiquer une dilatation temporaire.

En résumé, les bougies sont un des meilleurs moyens que nous puissions employer pour commencer le traitement des rétrécissemens simples,

Elles doivent être souples et arrondies à leur extrémité; je n'ai jamais retiré de bons effets de celles que Dupuytren appelait soyeuses. Elles se recourbent constamment; et au moment où elles pénètrent dans la vessie, leur extrémité offre un coude vers sa pointe. On s'en assure aisément en sondant un cadavre.

Quant aux bougies emplastiques, je n'ai point vu qu'elles fussent plus facilement supportées que les autres. Si j'écrivais pour les gens du monde et les malades, je leur dirais de ne pas ajouter trop de confiance à l'épithète de *molles* dont elles ont été qualifiées. Si l'urètre était un conduit à parois rigides, assurément, pour ne point le blesser, les instrumens devraient n'avoir aucune forme arrêtée et se prêter à toutes les anfractuosités. Mais il est lui-même très-souple. Les conditions les plus importantes pour les bougies sont donc la flexibilité et le poli. Ajoutons que, sous le rapport de l'introduction, les bougies emplastiques sont détestables toutes les fois que le rétrécissement est étroit.

Mais quelque efficacité que je reconnaisse aux bougies, je suis forcé d'avouer que le dilatateur composé de tubes successifs leur est, à mes yeux, de beaucoup supérieur lorsque la suppuration et le dégorgement n'étant point indiqués, on veut pratiquer une dilatation temporaire. La raison sur laquelle je fonde cette préférence, le simple bon sens suffit pour l'apprécier : c'est qu'ils n'exigent, comme je l'ai déjà dit, aucune extension longitudinale de l'urètre.

Jusqu'ici le problème offert au chirurgien était pour ainsi dire à l'état rudimentaire. Augmentons les difficultés.

Tout à l'heure des instrumens d'un petit diamètre franchissaient aisément la coarctation; désormais, elle ne leur livrera plus passage.

Lorsqu'une sonde a été arrêtée par un rétrécissement, il est d'usage que l'on essaie d'introduire dans son intérieur une bougie déliée. De ce que la sonde n'a point offert la sensation d'étreinte, il ne faudrait pas se trop presser de recourir aux bougies multiples, et conclure qu'un instrument souple et délié ne rencontrera point le pertuis qui conduit à la vessie; on remarque assez souvent qu'il a pénétré plus loin que la sonde; en un mot, qu'il est engagé dans l'espèce de cône formé par la coarctation; mais il ne peut le franchir : il se recourbe entre lui et la main de l'opérateur. Dans ce cas, l'indication à remplir est des plus évidentes. On augmentera la raideur de la petite bougie en conduisant sur elle un tube métallique; il s'arrêtera à l'orifice antérieur du rétrécissement. Pendant qu'il est glissé dans l'urètre, le chirurgien étreignant celui-ci d'une main, saisit ainsi médiatement la bougie à 3 ou 4 pouces du méat et la tient immobile; il ne l'abandonne qu'au moment où son extrémité externe dépasse celle du tube; alors il la pousse dans l'intérieur de la sonde qui ne lui permet point de décrire des sinuosités et de rendre vaine l'impulsion qu'elle reçoit.

Tel est le procédé auquel j'ai eu recours dans la seconde observation que j'ai rapportée. La bougie pénétra immédiatement 5 ou 6 lignes plus profondément dans le rétrécissement. Si j'avais poussé la sonde conductrice jusqu'à l'orifice de ce dernier, il est probable que le succès eût été complet et qu'immédiatement la bougie serait arrivée dans la vessie; mais je fus détourné de cette manœuvre par l'abondance du sang qui s'écoulait de l'urètre. Le malade avait subi plusieurs tentatives infructueuses de cathétérisme, et comme elles n'avaient point été faites en ma présence, une grande réserve m'était commandée.

Si la bougie ne peut franchir l'obstacle, on la fixera à demeure, et, au bout de quelques heures, on essaiera de la faire pénétrer dans la vessie.

Ce cas est fort simple, et la conduite à suivre ne peut être le sujet d'aucune discussion.

Mais supposons maintenant que l'orifice du rétrécissement est dévié latéralement et qu'une bougie isolée ne peut le renconter.

Je commencerai par proscrire complètement les mouvemens de rotation à l'aide desquels on s'efforce de faire agir cet instrument à l'instar d'une vrille. Ils sont extrêmement douloureux et presque toujours sans résultat. Dans maintes circonstances, il est vrai, on parvient par cette manœuvre à franchir le rétrécissement; mais le succès, remarquons-le bien, ne doit point être uniquement attribué à la cause qui est le plus généralement admise. Tourner entre les doigts un instrument droit et rigide pendant qu'on le pousse dans un conduit, c'est une pratique des plus rationnelles. S'agit-il au contraire d'une bougie, il s'en faut de beaucoup que l'on fasse parcourir à sa pointe, comme on le dit communément, tous les points de la surface contre laquelle elle butte. Mais, en la tournant ainsi plusieurs fois sur elle-même, on lui communique une raideur bien supérieure à celle dont elle est naturellement douée. Prenez une tige flexible quelconque, sonde, bougie, etc.; tenez-la de telle sorte qu'une main reçoive la pression qui lui est communiquée par l'autre; puis, imprimez-lui une forte torsion, et à l'instant vous augmenterez considérablement sa résistance. Il m'est démontré que la rotation des bougies a surtout pour effet d'augmenter leur raideur : or, le procédé que je viens de rappeler tout à l'heure permet d'arriver au même but bien plus sûrement et en causant beaucoup moins de douleur au malade.

Une méthode bien plus rationnelle est celle qui consiste à pousser la bougie jusqu'à ce qu'elle soit en contact avec l'obstacle, puis à la fixer de telle sorte qu'elle exerce contre lui une pression constante. Cette pratique était celle de Dupuytren, elle compte un grand nombre de succès; mais, outre qu'elle fait perdre un temps précieux et force le malade à s'aliter, elle donne beaucoup au hasard; quelques accidens peuvent même lui être imputés.

Il y a près de deux ans, je donnais conjointement avec un de mes confrères, des soins à un ancien militaire, homme robuste et énergique. Il était affecté d'un rétrécissement très-prononcé et pour lequel il avait été traité à diverses reprises. Ne pouvant introduire aucun instrument dans la vessie, nous prîmes le parti de laisser la bougie en contact avec l'obstacle. Huit jours s'étaient écoulés pendant lesquels elle avait fait quelques progrès; nous étions même portés à croire qu'après avoir franchi un premier rétrécissement, elle en avait rencontré un second. Le malade souffrait assez vivement et se plaignait d'un sentiment d'ardeur et de pesanteur dans le rectum; mais nous attachions peu d'importance à ce phénomène dont la fréquence est extrême pendant le traitement des rétrécissemens qui avoisinent le bulbe.

Le neuvième jour, le malade m'envoie chercher à la hâte et je le trouve dans une grande inquiétude; la bougie était entrée dans le rectum. Il m'affirma qu'il avait très-distinctement senti son extrémité avec le doigt. Un peu surpris de cet accident auquel je ne m'attendais point, je n'essayai pourtant pas de le vérifier. Je prescrivis des bains, et, quelques jours après, le rétrécissement fut franchi avec des sondes d'un petit calibre.

Disons enfin que les bougies à demeure sont loin de s'engager constamment dans les rétrécissemens contre lesquels on les a fixées. Le malade dont j'ai rapporté l'observation (page 40), à l'occasion des perforations spontanées de la vessie, portait un rétrécissement d'une telle étroitesse qu'à l'autopsie on put à peine y introduire une soie de sanglier.

Au mois de mai 1835, M. Michon présenta à la société anatomique une pièce recueillie à l'hôpital Beaujon. Il s'agissait encore d'un malade, chez lequel on n'avait pu introduire ni sonde, ni bougie.

« A l'autopsie on trouva un rétrécissement » du canal de l'urètre au niveau de sa courbure, » rétrécissement tellement considérable qu'il a » été impossible d'y faire pénétrer un stylet quel- » que fin qu'il fût. Il paraît constitué par un tissu » fibreux, dense, résistant. En avant existent » quelques lacunes qui se terminent en cul-de- » sac. L'existence d'un pertuis ne peut guère être » mise en doute, puisque le malade excrétait quel- » ques gouttes d'urine: mais il est impossible de » le retrouver. La prostate a complètement dis- » paru. La vessie ne contient qu'une médiocre » quantité d'urine. Elle présente à son sommet » quelques taches gangréneuses, mais point de » perforation. Plusieurs anses d'intestin grêle » adhèrent à sa partie supérieure, au moyen de » fausses membranes très-épaisses et en partie » organisées. Immédiatement derrière le col de » la vessie, existe une poche accessoire commu- » niquant dans la cavité vésicale par une ou- » verture rétrécie, occupée par un calcul trapé- » zoïde, du volume du grand os cunéiforme du » tarse; sa position eût pu le faire prendre dans » une exploration par le rectum pour un engor-

» gement de la prostate. Enfin, les reins de ce » sujet étaient transformés en un kyste urineux, » la substance glandulaire ayant en partie disparu, » ce qui explique l'absence de symptômes de ré- » tention d'urine pendant la vie. Ce même sujet » présente un engorgement de l'un des testi- » cules : il est envahi presque complètement par » de la matière tuberculeuse ; l'épididyme a pres- » que disparu et se trouve remplacé par le tu- » bercule. La substance propre du testicule est » refoulée par d'autres masses volumineuses : et » au milieu d'elles, existe un grand nombre de » petits amas de la même matière, présentant le » volume d'un grain de chènevis. On n'a pas » constaté si la matière tuberculeuse existait dans » le conduit déférent ou dans les vésicules sémi- » nales. » (*Bulletin de la Société anatomique*).

Il me serait facile de multiplier les exemples ; mais, pour prouver que les bougies à demeure ne permettent point toujours de pénétrer dans la vessie, j'aurais pu me dispenser de citer des cas aussi graves que ceux qui précèdent. Il m'eût suffi d'en appeler à l'expérience des praticiens qui ont vu un grand nombre de malades.

Lorsque cette méthode a été infructeuse, lorsque le chirurgien songeant au temps qu'elle fait perdre, aux accidens qu'elle peut causer, ne juge pas convenable de l'employer, les procédés que j'ai précédemment décrits me paraissent devoir être appliqués.

Les bougies multiples, les cathéters déliés dont l'extrémité antérieure est la partie la plus volumineuse, présentent de grands avantages dans des circonstances à peu près semblables, et faire un choix entre ces deux moyens est quelquefois assez embarrassant.

Sous le rapport de l'application, le premier procédé est beaucoup plus expéditif que le second. Les bougies sont présentées à l'obstacle : si parmi elles aucune ne rencontre la voie, c'est en vain que l'on recommencerait les mêmes tentatives avec le même faisceau, à moins de lui imprimer un léger mouvement de rotation. Pousser une seconde fois la bougie sur un point qui lui a déjà refusé accès, serait une manœuvre peu rationnelle et qui causerait au malade une douleur inutile. Les bougies multiples ont pour but d'éviter cet inconvénient. Mais il pourrait arriver que, par une coïncidence bizarre, aucune d'elles ne se trouvât exactement dirigée dans l'ouverture du rétrécissement. Celles qui l'avoisineraient le plus butteraient en partie contre ses parois et la main percevrait une résistance qu'il ne serait pas toujours prudent de surmonter. Dans ces cas, on réussit quelquefois en retirant le faisceau dans l'intérieur de la sonde et en le ramenant contre la coarctation après lui avoir fait subir un léger déplacement circulaire. Chaque bougie viendra, dès-lors, rencontrer un point différent de celui qui lui était opposé dans la première tentative: on aura donc augmenté les chances de succès. Mais, en résumé, l'opération est assez prompte.

Quant aux instrumens rigides, ils exigent une patience sans bornes. Dès que l'extrémité du cathéter s'est engagée dans la coarctation, on peut affirmer que le succès est certain; si on ne l'obtient pas dans la première séance, quelques jours suffiront amplement. Il convient aussi d'employer alternativement deux instrumens de petite dimension, mais dont l'un, néanmoins, est moins volumineux que l'autre. Celui-ci dilate la voie dans laquelle le premier a pénétré. Telle est la marche que j'ai suivie dans l'observation rapportée page 141.

Une pression faible mais continuée, pendant un quart d'heure ou une demi-heure, permet souvent de franchir un obstacle qui paraissait insurmontable. Dès que le rétrécissement a été dépassé, des tubes sont glissés sur la tige du cathéter, jusqu'à ce qu'elle ait atteint ou dépassé, s'il est possible, le diamètre de son extrémité arrondie;

puis, la dilatation est maintenue pendant un temps variable. Car, dans les premières séances, on ne doit pas tenter de substituer une sonde élastique au dilatateur. Attendre et ne jamais employer la violence, c'est là tout le secret. On ne doit pas craindre de répéter ce précepte à satiété, et il est bon aussi de se rappeler qu'il est plus aisé de l'observer en théorie qu'en pratique.

N'en déplaise aux partisans des instrumens mous, les bougies sont beaucoup plus douloureuses que les instrumens rigides, lorsque la coarctation est très-étroite. Ceci est pour moi un fait incontestable.

Des manœuvres imprudentes ont-elles, en déchirant l'urètre, pratiqué de fausses routes? Les bougies multiples permettront souvent de les diagnostiquer et de les éviter. En effet, un de ces petits instrumens dépassera l'extrémité antérieure du faisceau, mais il s'arrêtera dans le cul-de-sac qui termine la perforation.

La liberté dont jouit dans l'urètre le cathéter à tige étroite lui permet également de reconnaître les fausses routes.

En général, lorsqu'on est appelé à sonder un malade chez lequel on suppose que cet accident est arrivé, il faut s'informer du diamètre de l'instrument avec lequel il a été produit, puis, autant que possible, choisir une sonde de dimensions opposées.

Par exemple, rien n'est plus difficile que d'éviter, avec un instrument volumineux, une fausse route qu'il aurait faite et dans laquelle il tendra toujours à s'engager.

Quelle que soit au reste la méthode que l'on ait suivie, on arrive en général assez promptement à franchir le rétrécissement avec des instrumens d'une ligne 1/2 de diamètre environ.

Mais alors un nouveau problème se présente; jusque-là le chirurgien devait surtout s'attacher à rétablir, entre la vessie et le méat urinaire, une communication facile. Ce premier résultat obtenu, d'autres indications doivent être satisfaites. C'est alors, en effet, qu'il s'agit de traiter réellement la maladie et d'appliquer sur la coarctation un remède approprié à sa nature particulière.

Cette seconde partie n'est point la moins importante; elle seule peut éloigner ces récidives si fréquentes aujourd'hui, quelle que soit la méthode que l'on ait adoptée pour combattre les rétrécissemens de l'urètre.

Après plusieurs années d'efforts et de persévérance, je suis enfin parvenu à une solution qui me paraît rationnelle. J'en ai fait le sujet d'une communication à l'Académie des sciences, mais les convenances ne me permettent point de la publier maintenant; je me bornerai à transcrire ici la lettre qui accompagnait l'envoi de ce travail; il est facile de voir qu'il renferme les élémens d'un traitement nouveau des maladies de la prostate et des rétrécissemens organiques en général.

NOUVELLE MÉTHODE

POUR DILATER

Les Rétrécissemens organisés ou Dilatation endosmotique.

« Depuis le jour où j'ai été conduit à étudier les rétrécissemens de l'urètre, un point fort important dans cette question n'a cessé de me préoccuper beaucoup. J'avais donné une nouvelle méthode pour introduire les sondes et les bougies dans la vessie; l'expérience m'a prouvé que ces innovations peuvent, dans beaucoup de cas, trouver d'utiles applications; mais elles sont loin de renfermer la solution complète du problème.

» L'urètre a la forme d'un cône dont la base est dirigée vers la vessie; et le méat, qui est la partie de ce canal la plus étroite et la plus sensible, s'oppose à ce que, par des instrumens cylindriques, on rende aux rétrécissemens le diamètre qu'ils avaient avant la maladie.

» Depuis bien des années, on a fait des tentatives nombreuses pour limiter la dilatation à l'étendue de la coarctation. Parmi elles une idée toujours reprise et toujours abandonnée depuis près d'un siècle, m'a paru renfermer les élémens d'une solution assez rationnelle : c'est la dilatation au moyen des liquides. Un tube membraneux est introduit vide dans le rétrécissement, puis distendu par une injection. Trois objections principales ont fait rejeter ce moyen de la pratique.

» 1° Difficulté d'agir sur le rétrécissement qui étranglait l'enveloppe et formait, au-dessus et au-dessous de lui, des ventres beaucoup plus nuisibles qu'utiles. 2° Danger de produire une trop grande extension. 3° Impossibilité de maintenir les liquides dans le sac membraneux à travers lequel ils s'échappaient rapidement.

» *Réponse*. 1° Rien n'est plus simple que de forcer un tube membraneux gonflé par un liquide, à agir sur un point déterminé. Il suffit de le soumettre à une forte extension dirigée suivant toute la longueur. Dans ce cas, toute l'impulsion se portera sur le milieu de l'espace compris entre les deux ligatures. On devra seulement mettre ce point en rapport précis avec le rétrécissement.

» 2° La crainte d'exagérer la dilatation est chimérique. Les tubes organiques sont doués d'une élasticité assez limitée. Dans ce cas particulier, l'allongement que je leur ai fait subir a épuisé cette propriété dans un sens, et il est facile de préciser le diamètre au-delà duquel le tube, malgré sa résistance, se déchirerait plutôt que de céder.

» 3° La troisième objection était insoluble à l'époque où elle a été émise; mais depuis lors les sciences improprement nommées accessoires à la médecine, ont fait d'importans progrès.

» M. Dutrochet nous a appris que des lois précises règlent le transport des liquides à travers les substances poreuses qui les séparent. Injectez l'enveloppe membraneuse avec un liquide dense, et elle empruntera aux liquides ambians beaucoup plus qu'elle ne leur donnera.

» La dilatation persistera donc; bien plus, elle sera augmentée. Mais ce qui me frappe surtout, c'est que cet appareil fournit le moyen de diriger sur la partie malade un médicament soluble quelconque, pourvu qu'il ne s'oppose pas aux courans endosmotiques. Il suffit de l'associer en proportions variables, selon son énergie et l'effet que l'on veut produire, au liquide dense qui lui servira de véhicule.

» De cette manière se trouvent réunies une dilatation mécanique des plus rationnelles, et une médication appropriée à la maladie que l'on veut combattre.

» Ce procédé me paraît ouvrir une voie nouvelle au traitement des rétrécissemens en général. Son importance se fera surtout sentir lorsqu'ils seront formés par un organe très-sensible, malade ou ulcéré, tel que la prostate, le rectum.

» Enfin, si je veux produire une simple dilatation mécanique, je me borne à doubler l'enveloppe membraneuse d'un tube de caoutchouc infiniment mince et presque diaphane. »

Je n'ai point parlé d'une forme particulière de rétrécissement connu sous le nom de valvulaire. Ces rétrécissemens semblent formés par des replis de la membrane muqueuse, et l'on a beaucoup discuté sur l'origine de leur formation. Assez souvent ils sont le développement anormal des lacunes de Morgagni. J'ai rencontré dernièrement une pièce d'anatomie qui rend ce fait des plus évidens. Elle montre en outre que ces *infundibulum* ne dirigent pas toujours leur orifice vers le méat. Chez le sujet dont j'ai l'urètre sous les yeux, 10 ou 12 lacunes ont acquis une dimension remarquable ; une entre autres dirigée antérieurement, offre plus de 3 lignes de diamètre. Il est probable qu'elle a été agrandie par des tentatives de cathétérisme, mais une autre, large de 2 lignes, tourne son orifice vers la vessie.

Je dirai en peu de mots que le meilleur instrument pour reconnaître l'existence de ces petits replis est l'instrument explorateur que M. Amussat a imaginé dans ce but, et que j'ai représenté Pl. V, fig. 2 et 3.

Si l'on jugeait utile de les faire disparaître, il serait très-convenable d'avoir recours au scarificateur du même chirurgien. Il diffère fort peu de l'explorateur ; mais, au moment où celui-ci a accroché la valvule, un stylet fait saillir une petite lame cachée jusque-là et au moyen de laquelle la valvule sera incisée.

Le nombre est bien restreint des maladies que l'art sait prévenir ; et cependant, les arrêter dans leurs premiers développemens est sans contredit le but le plus élevé vers lequel la médecine puisse diriger ses travaux.

Lorsqu'une affection parcourt très-lentement les périodes de son évolution pathologique, lorsque les accidens qu'elle cause sont susceptibles d'acquérir une extrême gravité, lorsque le nombre des individus qui en sont atteints est considérable, alors surtout nous devons redoubler d'efforts, encouragés par l'utilité pratique du résultat que nous cherchons.

Ces réflexions générales s'appliquent avec beaucoup de justesse aux rétrécissemens de l'urètre. Des années entières sont souvent nécessaires pour leur complète formation ; leur fréquence est extrême et le traitement le plus méthodique ne met pas toujours les malades à l'abri des graves dangers qu'ils leur font courir.

Bien des théories ont été émises sur l'origine ordinaire des rétrécissemens de l'urètre. Trop souvent, les auteurs qui ont écrit sur ce sujet, l'esprit préoccupé du moyen thérapeutique qu'ils avaient imaginé, leur ont attribué pour cause, en quelque sorte exclusive, celle contre laquelle ils croyaient avoir trouvé un mode de traitement efficace. De là, les divers systèmes fondés sur les carnosités, les ulcérations, les végétations, les indurations du tissu cellulaire sous-muqueux, les nodosités, etc.

Aux yeux d'un observateur exempt de préjugés et versé dans l'étude de l'anatomie pathologique, il est un fait tellement général, qu'à quelques exceptions près on pourrait le regarder comme constant : les rétrécissemens succèdent à une affection qui avait long-temps auparavant envahi le point de l'urètre qui est consécutivement rétréci.

Si l'on interroge avec soin les malades sur leur état antérieur, voici ce qu'ils nous apprennent :

Presque tous ont eu des blennorhagies. Soit négligence de leur part, soit défaut de méthode dans le traitement, soit impuissance de l'art, ces écoulemens ont persisté plusieurs mois, et rarement ils ont complètement disparu. Un léger suintement, apparent surtout le matin et lorsque l'urètre est pressé d'arrière en avant, était devenu chez eux un état habituel, dont ils n'avaient nul souci, tant ils étaient loin de prévoir les funestes conséquences qu'il pourrait entraîner. Peu à peu l'émission des urines est devenue plus lente; le jet a été projeté avec moins de force, et si, dans ce cas, le malade ne songe point à consulter un chirurgien, le plus léger écart de régime amenant brusquement une rétention complète, le contraint bientôt d'appeler l'art à son secours.

Telle est la loi commune. Maintes fois en écoutant ces récits, je me suis demandé quel est cet état intermédiaire entre la blennorhagie et le rétrécissement. Examinez un individu affecté d'un écoulement chronique, souvent la douleur est nulle, même en urinant; que si vous introduisez une sonde dans la vessie, elle pénètre facilement; mais en pratiquant le cathétérisme lentement, vous remarquez certains points dans lesquels la sensibilité de l'urètre est exagérée. Le malade dit éprouver une légère douleur, quel que soit le soin avec lequel vous exécutez votre opération. Jusqu'ici rien n'est plus vague qu'un tel renseignement; pour l'interpréter, rappelons-nous les faits que nous fournit l'anatomie pathologique.

Il est une forme qu'affectent très-souvent les rétrécissemens : en ouvrant l'urètre, on remarque dans les points qui correspondaient pendant la vie aux coarctations, que la membrane muqueuse a disparu. Elle est remplacée par un tissu blanchâtre, fibreux, résistant, criant sous le scal-

13.

pel, semblable au tissu inodulaire qui remplace les pertes de substance.

Là où cette production accidentelle s'est organisée, elle fait le désespoir du médecin et du malade, pour peu que la difformité qu'elle cause entrave l'exercice d'une fonction quelconque. L'enlève-t-on avec l'instrument tranchant, les caustiques, etc.; elle se reforme de nouveau, acquiert plus de densité et se rétracte avec plus d'énergie. C'est ainsi qu'avant la découverte de l'autoplastie, les rétractions des paupières qui succèdent aux brûlures étaient réputées incurables. Développé dans l'urètre, ce tissu inodulaire a attiré vers son centre les parties voisines. Il semble qu'une ulcération existait dans le point qui est actuellement rétréci; et cette hypothèse devient plus probable si l'on remarque que du pus a été longtemps sécrété par l'urètre et que cet écoulement se supprime souvent peu de temps avant l'époque où le rétrécissement apparaît.

Des autopsies faites à une époque antérieure, démontrent positivement ce que l'analogie nous faisait déjà présumer. Si les faits de ce second ordre ne sont pas plus nombreux, c'est que, dans les hôpitaux, l'attention du médecin est rarement dirigée vers ce point d'anatomie pathologique.

Les individus arrivent atteints d'affections aiguës plus ou moins graves. Le plus ordinairement ils ne déclarent point un écoulement ancien, peu abondant ; et lorsqu'ils succombent, le soin avec lequel sont étudiés les organes malades permet rarement d'examiner l'urètre, sur lequel aucun indice n'appelle l'attention du médecin.

Néanmoins la science possède un assez grand nombre de faits démontrant que les ulcérations de l'urètre sont une des causes qui entretiennent les écoulemens chroniques.

Les rétrécissemens de l'urètre ne se développent point constamment suivant le mode que je viens de signaler. Dans beaucoup de cas, la membrane muqueuse n'a point complètement disparu ; elle est lisse, tendue, blanchâtre ; au-dessous d'elle, le tissu cellulaire est altéré ; ses aréoles sont formées par des fibres plus denses. Elles produisent un obstacle dans l'urètre de plusieurs manières ; tantôt c'est une espèce de saillie qui a envahi une partie de sa cavité ; tantôt les aréoles se sont en quelque sorte rétractées, et, par une marche différente, produisent un froncement analogue à celui des tissus inodulaires. Dans tous ces cas, l'élasticité du point malade a été en grande partie détruite; ils semblent succéder à cet état morbide que l'on rencontre fréquemment. Je veux parler de cette inflammation chronique circonscrite, en vertu de laquelle certaines parties de l'urètre sécrètent du pus, en même temps qu'elles sont le siége permanent d'une injection sanguine. Puis, la phlemagsie disparaît. La matière colorante du sang infiltré est absorbée la première. Quant au dépôt albumineux qui a envahi les aréoles, s'il persiste, il y a saillie dans l'urètre; s'il se résout, il y aura rétraction.

Tels sont les phénomènes qui, le plus habituellement, caractérisent la période qui sépare la blennorhagie du rétrécissement. Il est manifeste aujourd'hui que les écoulemens chroniques ne sont point l'effet d'une habitude d'exhalation sans lésion de texture, mais qu'ils sont les symptômes d'affections circonscrites, limitées à des points sur lesquels l'irritation semble s'être concentrée, et qui tendent à s'altérer de plus en plus.

Or, un des axiomes les plus évidens de l'anatomie pathologique, est sans contredit celui-ci : plus une ulcération persiste, plus aussi le tissu inodulaire qui formera la cicatrice sera dense et rétracté. Plus long-temps l'inflammation chroni- est entretenue dans un point de l'économie, plus il sera difficile d'en faire disparaître les traces.

Cicatriser l'ulcération commençante, résoudre l'inflammation chronique, serait donc un moyen très-efficace de prévenir les rétrécissemens ou d'atténuer beaucoup leur gravité.

Rien en vérité ne serait plus simple si l'affection siégeait au dehors, et la thérapeutique nous fournit pour cela des remèdes aussi sûrs que puissans.

Serait-il donc impossible de les appliquer dans le cas particulier dont il s'agit? Je ne le pense pas, et je vais essayer de donner le moyen d'y parvenir.

La partie la plus difficile de ce problème, c'est sans contredit d'établir un diagnostic exact et de déterminer avec précision le point de l'urètre qui est malade.

Jusqu'ici le seul symptôme local de cet affection était la légère douleur perçue par le malade pendant le cathétérisme ou lorsqu'il urine. Mais un signe aussi incertain ne fournira jamais à un médecin instruit une indication thérapeutique; car il se rappellera combien la sensibilité est inégalement répartie, même dans l'urètre le plus sain.

On sait qu'après un temps fort long, il est souvent assez difficile de reconnaître si une blennorhaghie était ou non syphilitique dans son origine. A-t-elle été précédée par une période d'incubation? C'est une question à laquelle les malades sont loin de faire toujours une réponse positive. Or, des praticiens fort recommandables ont donné pour signe distinctif entre ces deux espèces d'affections l'intensité de la douleur. D'après eux, elle serait beaucoup moins violente dans les blennorrhagies spécifiques; et cependant ce sont celles qui produisent les plus grands ravages dans l'organisation : de sorte que le chirurgien qui se laisserait guider par la seule sensibilité du malade accorderait précisément le plus d'attention à celles des lésions locales qui en méritent le moins.

Un renseignement fondé sur la sécrétion elle-même serait beaucoup plus précieux. Imaginons un réactif chimique à l'aide duquel on puisse reconnaître le pus. En revêtir une bougie; la laisser dans le canal quelques instans, et noter à quelle distance du méat la sécrétion purulente aura taché la bougie, serait un procédé assez rationnel, pourvu toutefois que la présence du réactif dans l'urètre fût complètement inoffensive. Malheureusement la chimie est ici impuissante, et j'ai dû songer à un autre mode d'exploration.

Un linge en contact avec une plaie qui suppure s'imbibe des liquides sécrétés, et conserve, dans le lieu qui était en rapport avec elle, une impression des plus évidentes.

C'est en mettant à profit ce fait fort simple que je vais essayer de préciser le diagnostic aussi difficile qu'important des altérations pathologiques du canal de l'urètre.

Autour d'une bougie d'un très-petit diamètre j'ai enroulé une petite bande du tissu le plus fin de lin ou de soie. J'ai formé ainsi un cylindre ayant 7 à 8 pouces de long et 2 lignes environ de diamètre. Pour le placer dans l'urètre, je prends une sonde d'argent ouverte par les deux bouts, dont je fais usage pour faciliter l'introduction des bougies. Elle pénètre dans la vessie, fermée par son obturateur ordinaire qui est ensuite retiré et remplacé par le rouleau explorateur.

Laisser celui-ci en contact avec les parois de l'urètre termine la petite opération. Pour cela on le maintient immobile à l'aide d'un mandrin quelconque par-dessus lequel on retire le tube métallique.

Voici, dans ce cas, ce qui arrive : à mesure qu'il est sécrété, le pus rencontrant le rouleau pénètre plus ou moins profondément à travers les couches qui le forment. Lors donc qu'on extraira cette espèce de bougie, il suffira d'un simple examen pour reconnaître à quelle distance du méat est produite la sécrétion. Si plusieurs taches sont rapportées, on déroulera la petite bande, et l'on cherchera à quelle profondeur elles l'auront traversée, attachant à chaque renseignement d'autant plus d'importance que le liquide purulent se sera plus rapproché de l'axe de la bougie.

Or, supposons que cette petite opération répétée un certain nombre de fois ait donné un résultat constant : la maladie sera située dans le point de l'urètre qui correspondait à la tache.

Pousser plus loin le diagnostic, rechercher, par exemple, s'il y a ulcération ou inflammation chronique, est un peu plus difficile ; le mélange de stries sanguinolentes au liquide sécrété me porte en général à supposer la première de ces affections ; mais fort heureusement un moyen thérapeutique identique convient souvent dans les deux cas.

Lorsqu'une plaie tarde à se guérir, que faisons-nous ? Nous touchons légèrement sa surface avec un crayon de nitrate d'argent, elle se cicatrise ; lorsqu'une muqueuse est le siége d'un engorgement chronique, le même procédé réussit également, et c'est sans contredit un des meilleurs moyens que je connaisse pour faire disparaître les ophtalmies très-anciennes.

Porter sur le point malade de l'urètre un fragment de nitrate d'argent est donc une médication des plus convenables.

Je ne soulèverai point ici la grave question de la cautérisation appliquée aux rétrécissemens de l'urètre ; dans une autre circonstance je démontrerai que ce mode de traitement, préconisé outre mesure, et employé indistinctement pour détruire les obstacles mécaniques, a été beaucoup plus nuisible qu'utile. Je reviens au procédé explorateur qui fait le sujet de ce mémoire.

Il y a plus d'un an, je le communiquai à mes collègues de la Société anatomique, et il doit être consigné dans les bulletins. Je n'ai point publié alors les applications que j'en avais faites ; concluantes pour moi, elles ne l'eussent point été aux yeux de cette critique sévère que je serai toujours le premier à appeler sur mes travaux. J'avais tari deux écoulemens fort anciens ; mais peut-être n'avais-je pas assez insisté sur les autres modes de traitemens connus, avant de recourir à celui que je propose.

Qui ne sait, par exemple, que dans des cas semblables un simple cathétérisme, l'introduction de quelques bougies, ont souvent suffi pour guérir la maladie? Or, avant de cautériser les points sécrétans, je n'avais point examiné ce qu'eût fait le seul cathétérisme, et peut-être les instrumens en contact avec l'urètre avaient-ils produit la cure que j'attribuais à la cautérisation.

Mais depuis cette époque, j'ai fait subir au procédé explorateur des modifications assez importantes, et qui, je crois, en augmentent la valeur.

Une cause d'erreur qui tend à rendre vague l'empreinte que l'on cherche, c'est l'écoulement de l'urine entre l'urètre et le petit rouleau. Ce liquide entraîne le pus, et la tache est moins profonde; un moyen bien simple m'a permis d'empêcher la sortie de l'urine pendant le temps que doit durer l'exploration.

La sonde exploratrice que j'ai décrite précédemment va nous permettre de résoudre cette difficulté. C'est elle et non plus une bougie ordinaire qui formera l'axe du rouleau. Puis, quand celui-ci sera placé, je distendrai la petite ampoule. Elle formera dans l'urètre une véritable barrière qui empêchera l'écoulement de l'urine. (Fig. 1.)

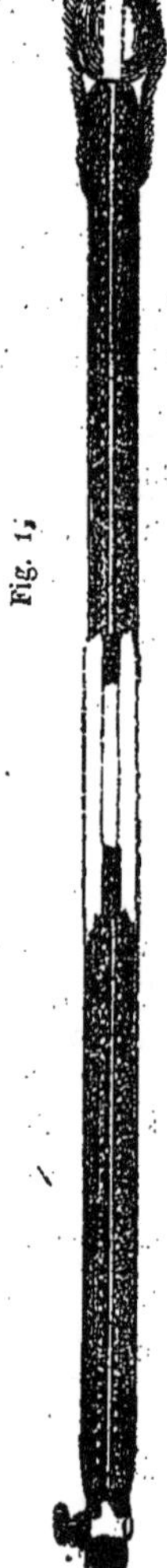
Fig. 1.

Il est des malades doués d'une telle susceptibilité, que la présence dans l'urètre d'une bougie quelconque détermine chez eux un besoin d'uriner incessamment renouvelé.

Fig. 2.

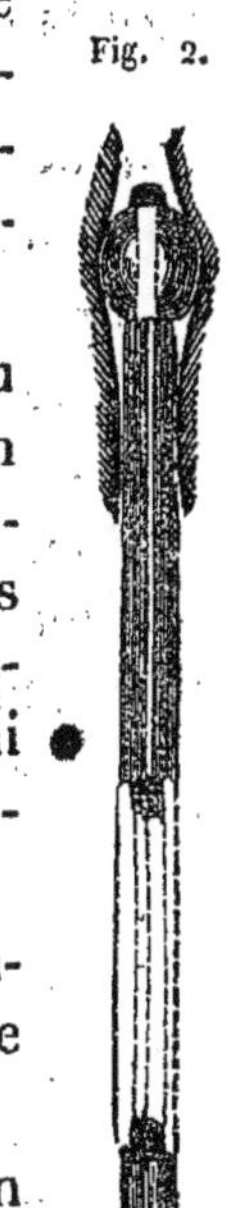

Dans ce cas, je me sers d'un rouleau contenant deux tubes d'argent. L'un très-petit, muni d'un robinet, sert à injecter la petite ampoule. L'autre, plus large, établit entre la vessie et l'intérieur une libre communication, qui empêche l'urine d'imbiber le petit rouleau explorateur.

Ainsi formé, cet iustrument me paraît satisfaire à toutes les exigences de la question. (Fig. 2.)

Peut-être demandera-t-on combien de temps le petit rouleau doit séjourner dans l'urètre.

Rien, en vérité, n'est plus variable. La sécrétion est-elle abondante; un séjour trop long permettrait au pus de couvrir des points qui ne seraient point en rapport avec la partie malade. Néanmoins, en déroulant le petit cylindre, on trouvera que la tache est plus profonde dans les endroits qui correspondent au siége de la sécrétion.

Toujours est-il que la durée de l'exploration doit varier selon les individus, et c'est au tact du médecin qu'il appartient de la fixer dans chaque cas.

Convient-il d'employer ce moyen explorateur toutes les fois qu'un écoulement est ancien? C'est ma conviction, surtout si les remèdes ordinaires ont échoué. Mais fixer l'époque à laquelle remonte l'origine d'un écoulement n'est point toujours facile; car il faut s'en rapporter à ce que disent les malades. Or, plus on en voit et moins on est disposé à mettre dans leurs récits une confiance illimitée, tant ils ont peine à comprendre que l'erreur dans laquelle ils nous induisent leur sera préjudiciable.

Je citerai à ce sujet le fait suivant :

Il y a plusieurs mois, un de mes amis m'invita à voir un malade placé dans ses salles et qui paraissait atteint d'un écoulement fort ancien. Nous l'interrogeâmes à plusieurs reprises : il nous affirma que cette affection datait de plus d'un an, et que, depuis cette époque, il ne s'était point exposé à en contracter une nouvelle. L'abondance de la sécrétion nous engagea à répéter encore nos questions, elles obtinrent toujours la même réponse.

Un premier essai fut fait, il apprit peu de chose; un second détermina dans l'urètre une irritation assez vive; ceci me surprit d'autant plus que ces deux tentatives avaient été pratiquées avec autant de facilité que de douceur, et n'étaient en réalité qu'un simple cathétérisme.

Enfin le malade avoua que depuis sa première blennorhagie, peu de temps avant son entrée à l'hôpital, il s'était exposé à un contact après lequel la sécrétion avait été beaucoup plus abondante. Je jugeai au moins probable qu'une nouvelle affection était entée sur la première, et cette hypothèse expliquait d'une manière assez plausible une excessive susceptibilité que je n'avais jamais rencontrée.

Rien en vérité n'est plus triste que de voir des malades conspirer ainsi contre eux-mêmes, portant à leur santé moins d'intérêt que le médecin qu'ils s'efforcent d'induire en erreur.

J'ai rapporté ce fait afin de prouver, s'il en était besoin, que le procédé explorateur, bon et utile dans les blennorhagies chroniques, ne serait propre qu'à accroître l'inflammation si on l'employait pendant leur période aiguë.

J'ai supposé que l'indication rapportée par le porte-empreinte était nette, précise, et que plusieurs fois répétée elle donnait des résultats identiques; mais il n'en est pas toujours ainsi. Souvent la tache est diffuse, mal circonscrite; son siége varie de quelques lignes; il semble que la maladie, bien que localisée en partie, n'a pas encore atteint toute sa gravité ; et l'on sait que les inflammations persistent quelquefois à un même degré pendant un temps fort long.

Que faire dans ce cas? Faudra-t-il renvoyer le traitement à une époque plus avancée, et attendre que la désorganisation, devenue plus profonde, fournisse un diagnostic plus exact?

Il est, je l'avoue, certaines lésions graves dont le médecin est en quelque sorte condamné à observer le développement sans pouvoir leur porter remède; elles sont au-dessus de nos ressources, et à peine pouvons-nous calmer quelques-uns de leurs symptômes.

Mais dans l'affection que j'étudie, l'expectation ne nous est point commandée.

Assurément, porter un crayon de nitrate d'argent sur des parties profondément cachées sans connaître les limites précises du mal que l'on veut guérir, serait une conduite aussi imprudente que dangereuse. Or, lorsqu'une membrane muqueuse est le siége d'une irritation chronique, la cautérisation par le nitrate d'argent n'est point le seul agent thérapeutique que nous possédions. Ce remède énergique, dernière ressource dans les lésions invétérées, on peut avec avantage le remplacer par des topiques moins actifs.

Pour qui connaît les merveilleux effets des

préparations opiacées dans les affections de la conjonctive, il y a vraiment lieu de s'étonner en les voyant moins fréquemment employées dans les urétrites.

Ce qui en détourne souvent le médecin, c'est la difficulté d'appliquer convenablement dans l'urètre les diverses médications liquides. Enumérer les substances qui pourraient sous cette forme combattre avantageusement les affections de l'urètre, ce serait passer en revue presque toute la matière médicale, depuis les mucilagineux, les émolliens, jusqu'aux toniques, aux caustiques, etc. Mais comment en doit-on faire usage?

On recommande en général d'injecter la solution par le méat en comprimant l'urètre au-delà du point présumé malade. Or, cette compression à une certaine distance est complètement impraticable; souvent elle est fort imparfaite, et dans tous les cas elle ne peut être prolongée.

De là résultent de grandes difficultés pratiques. Le médicament est-il peu énergique, emprunté à la classe des émolliens? c'est par un contact long-temps continué qu'il pourra exercer quelque influence sur la maladie. Celle-ci ne sera nullement modifiée s'il ne fait en quelque sorte que passer. Vainement l'on en gorgerait la vessie et l'urètre : par une singulière coïncidence, les parties le plus ordinairement malades sont pourvues des muscles constricteurs les plus puissans; et très-souvent, en vertu de la contraction musculaire, ce médicament sera partout excepté dans le lieu où sa présence est nécessaire.

S'agit-il d'un topique plus puissant; des inconvéniens d'un autre ordre se présentent. Comment en effet mettre les parties saines à l'abri de sa fâcheuse influence?

Apprécier à sa juste valeur la méthode des injections astringentes et caustiques dans la blennorhagie est fort embarrassant si l'on se borne à consulter les auteurs. On a largement déversé l'éloge et le blâme, et si d'un côté on promet la guérison immédiate, de l'autre on montre comme conséquence inévitable les maladies les plus graves.

Aussi plusieurs praticiens rapportaient-ils aux injections astringentes la plupart des rétrécissemens de l'urètre. On a répondu avec assez de vérité que les injections astringentes n'étant employées communément qu'en dernier ressort et contre les urétrites les plus invétérées, la coarctation s'explique bien plus naturellement par la durée de l'affection et les altérations pathologiques dont elle a dû favoriser le développement. Les partisans de l'autre opinion ont peut-être fait souvent un rapprochement involontaire entre ces deux mots *astringens* et *rétrécissemens*. Mais si les premiers donnent lieu aux seconds, c'est en modifiant intempestivement l'évolution pathologique du point malade, et non en opérant un resserrement qu'involontairement on est tenté de leur attribuer d'après leur dénomination. Il est certain que beaucoup de personnes qui ont fait usage d'injections assez actives ne sont point atteintes de rétrécissemens. Néanmoins, justement effrayés par les accidens qu'ont amenés les injections astringentes, caustiques, etc., lorsqu'elles atteignent le col de la vessie ou d'autres points sains, mais irritables, beaucoup de praticiens les ont complètement proscrites.

Envisageant cette question d'un point de vue général et négligeant toute considération relative à tel médicament en particulier, j'ai pensé qu'il serait utile de créer une méthode applicable à tous les cas, et qui permît de porter sur un point de l'urètre un liquide quelconque en limitant avec précision son action à la partie reconnue malade.

Le problème consistait à former deux obstacles : l'un antérieur, l'autre postérieur à la lésion, et à porter l'injection dans leur intervalle.

Je crois l'avoir résolu par un moyen aussi simple que peu douloureux.

Dans une sonde d'argent de petit calibre, est ajusté un tube capillaire. Il communique avec deux petits orifices situés l'un en-deçà, l'autre au-delà des yeux de la sonde. Deux petites ampoules de baudruche sont adaptées aux points qui communiquent avec le tube capillaire. Enfin celui-ci est fermé par un robinet. Que si l'on distend les petites vessies, au lieu de rester affaissées sur la sonde, elles se développent autant que le leur permettent les parties voisines, et placées, par exemple, dans l'urètre, elles seront exactement embrassées par lui.

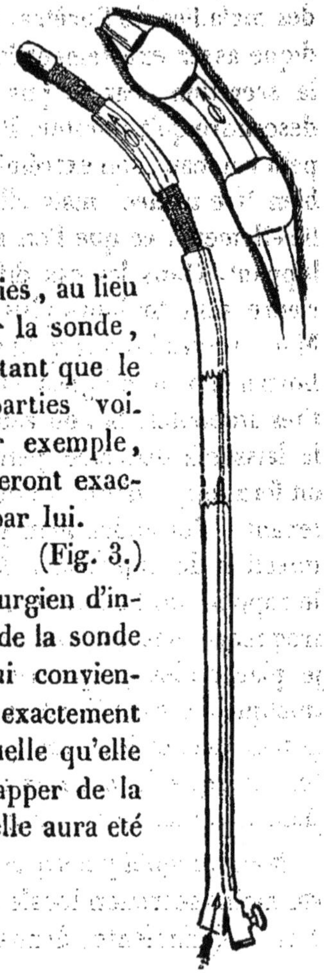

(Fig. 3.)

Libre alors au chirurgien d'injecter par l'intérieur de la sonde telle substance qui lui conviendra; le robinet est exactement fermé; la solution, quelle qu'elle soit, ne pourra s'échapper de la cavité dans laquelle elle aura eté limitée.

On comprendra aisément toute la précision que ce petit procédé donnera à la thérapeutique des maladies de l'urètre. Le porte-empreinte indique assez exactement la limite postérieure de la sécrétion, car le pus tend beaucoup plus à descendre qu'à monter. Pendant l'extraction du petit rouleau, son extrémité postérieure pourra bien être tachée, mais elle ne le sera que superficiellement, ce que l'on reconnaîtra en le développant. Dans les cas difficiles, la limite antérieure sera toujours plus vaguement indiquée. Mais, toutes les fois qu'il y aura doute, on devra borner à 5 ou 6 lignes l'intervalle des deux petites ampoules. Si l'on veut prolonger l'injection, la laisser à demeure pendant plusieurs heures, on fera usage d'une sonde élastique. Or, maintenant il deviendra bien plus facile de juger la question des injections. En première ligne, sous le rapport de l'efficacité, de l'innocuité et de la fréquence des cas auxquels elles conviennent, je placerai les préparations opiacées, alternant quelquefois avec l'acétate de plomb. Toutes les autres médications me paraissent exceptionnelles, lorsque la maladie n'a pas encore produit dans les tissus une désorganisation profonde.

Mais lorsqu'il y aura réellement ulcération ou du moins sécrétion locale, abondante, quelquefois sanguinolente, donnant au porte-empreinte un point de départ constant, le sulfate de cuivre, le nitrate d'argent pourront être d'un grand secours.

Avant de les employer, on devra prévenir le malade qu'il est menacé d'un rétrécissement, par le fait seul de la lésion des tissus, et que, s'il survient, les injections l'auront plutôt atténué qu'augmenté en arrêtant une maladie qui, abandonnée à elle-même, eût fait de plus grands progrès.

Désormais l'on pourra recourir à tous ces moyens sans redouter les graves accidens maintes fois survenus, inflammation du col de la vessie, de la prostate, des conduits éjaculateurs, etc.; et si l'on a la précaution de faire passer par la sonde un courant d'eau tiède avant de vider les petites ampoules, on aura, je crois, dans ce procédé opératoire, toutes les garanties désirables. J'ai été conduit à l'imaginer en souvenir d'un fait qui date déjà de plus d'un an. Un malade vint me consulter : il était atteint d'un écoulement contre lequel il avait employé vainement les astringens ordinaires, cubèbe, copahu, etc. Je crus devoir recourir aux injections et me servir d'eau blanche. Après la troisième séance, je remarquai un état particulier des testicules. Ils étaient médiocrement douloureux, mais le cordon se contractait avec une énergie singulière, et qui produisait dans cet organe une fatigue des plus gênantes. Je suspendis les injections. La douleur persista, les testicules s'engorgèrent, et je fus forcé d'appliquer vingt sangsues. Cet accident, qui succédait à une médication peu active, me donna beaucoup à penser, et m'empêcha, depuis lors, de prescrire des topiques dont je redoutais l'effet sur les conduits éjaculateurs.

Dans les cas où je conserve quelque doute sur le siége de la maladie, je me borne à fermer par une seule ampoule l'urètre dans sa région membraneuse; alors la partie antérieure de ce canal se trouve seule en contact avec l'injection. Telle est la simplicité et l'innocuité de ce procédé, que, dans les affections peu graves, c'est toujours par lui que je commence le traitement.

Mais un des plus grands obstacles que pourraient rencontrer, dans l'application du mode de traitement que je propose, les praticiens qui le jugeront utile, c'est sans contredit l'incurie des malades.

Comment, en effet, faire comprendre au plus grand nombre d'entre eux qu'au moment où ils jouissent en apparence de l'exercice de toutes leurs fonctions, ils doivent se soumettre à un traitement pour éviter une affection grave? Leur intelligence est encore plus malade que leur corps. Il faudrait leur donner cette faculté qui distingue l'homme de la brute, la prévoyance; tant il est vrai qu'éclairer les masses est le meilleur moyen de contribuer à leur bien-être.

Enfin, quand les rétrécissemens sont formés, les mêmes moyens qui les eussent prévenus ou atténués peuvent être encore d'un grand secours.

Dans une prochaine publication, je démontrerai que le traitement de cette affection n'est point un simple problème de mécanique, ou du moins que celle-ci peut être puissamment secondée par une médication appropriée aux diverses circonstances.

Le petit instrument que j'ai principalement destiné à mesurer la longueur des rétrécissemens de l'urètre, permet de résoudre un assez grand nombre de questions fort intéressantes pour la guérison des maladies de l'appareil urinaire.

Citer la fistule urinaire, c'est rappeler une de celles dont le traitement est le plus long et le plus difficile, une de celles qui exigent le plus de persévérance de la part du médecin et du malade. Pour forcer celui-ci à recommencer un traitement qui a maintes fois échoué, il faut tout le dégoût attaché à l'infirmité dont il est atteint.

Dans tout autre lieu, faire cicatriser la petite plaie serait en général fort simple. Mais ici le suintement d'urine auquel elle livre incessamment passage, rend infructueux les efforts réunis de l'art et de la nature.

Que faire alors ? Mettre une très-grosse sonde dans l'urètre ? Sa présence diminuera un peu l'écoulement de l'urine par la plaie, mais elle la tiendra toujours béante et s'opposera à la réunion.

Le petit instrument représenté Fig. III remplit parfaitement les indications du problème. L'ampoule, véritable bouchon, forcera l'urine à passer par la sonde élastique et ouverte à son extrémité qui, dans ce cas, remplace le tube d'argent. Ainsi la fistule ne sera point humectée par l'urine, et néanmoins ses bords ne seront point écartés.

Cet appareil peut être employé de deux manières bien distinctes : l'ampoule postérieure, habituellement vide, sera seulement injectée par le malade toutes les fois qu'il voudra uriner ; ou bien elle sera constamment distendue. Dans ce dernier cas surtout, pour éviter qu'elle ne perde le liquide, je la double à l'intérieur d'un tube fort mince de caoutchouc. Mais bientôt je remarquai qu'ordinairement, dans l'espace de vingt-quatre à trente-six heures, le tube de baudruche était complètement dissous par l'urine; il n'en restait plus vestige. Je le plaçai donc à l'intérieur et le caoutchouc forma l'enveloppe externe.

La méthode qui consiste à détruire par les caustiques les rétrécissemens de l'urètre n'est point d'origine récente. Dans un traité sur la maladie vénérienne, imprimé en 1689, Lemonnier décrit même le procédé des empreintes, dont il recommande l'usage pour éviter de cautériser les parties saines. Ambroise Paré conduisait dans l'urètre jusqu'au rétrécissement un tube métallique, par l'intérieur duquel il portait le caustique sur l'obstacle, et son exemple fut suivi par Hunter.

De grands succès obtenus par le chirurgien anglais remirent en vogue la cautérisation des rétrécissemens. Mais le peu de soin avec lequel elle était pratiquée n'avait guère permis à cette méthode de prendre faveur en France, lorsque Ducamp s'en empara avec cette intelligence qui rend neuves les découvertes déjà connues.

Ce n'est plus directement d'avant en arrière, mais de dedans en dehors, que le caustique sera appliqué. L'enveloppe métallique dans laquelle il est renfermé présentera une seule fenêtre latérale. Cette espèce de petite cuvette, qui doit pénétrer dans l'intérieur du rétrécissement, sera d'un diamètre fort étroit. Pour conduire celle-ci plus commodément dans l'urètre jusqu'à l'obstacle, pour éviter qu'elle ne blessât la membrane muqueuse, Ducamp la plaçait au centre d'une sonde flexible volumineuse au moyen de laquelle on lui faisait traverser la portion saine du canal.

Toutes les fois que le rétrécissement est figuré en cône, situé au centre du conduit, l'opération s'exécute avec la plus grande simplicité. En poussant le stylet qui porte la petite cuvette de platine, celle-ci dépasse la sonde élastique, et sans hésitation elle entre dans le rétrécissement. Mais dès que l'orifice de la coarctation s'éloigne de son centre et se rapproche des parois de l'urètre, il n'est plus aussi facile d'y faire pénétrer le caustique Celui-ci, pendant les tâtonnemens nécessaires pour trouver la voie, peut faire une fausse route dans les tissus ramollis : ou bien il se dissoudra dans l'urine et agira ainsi sur les parties saines, tandis que l'obstacle sera à peine attaqué. Quand le rétrécissement est situé au-delà de l'aponévrose moyenne, l'introduction est bien plus pénible encore, etc. Pour répondre à cette objection, Ducamp proposa de prendre d'abord l'empreinte de l'obstacle, puis d'appliquer au porte-caustique une saillie qui devait donner à l'instrument une direction déviée de la stricture. Cette idée fut bientôt abandonnée : elle eut le sort du procédé imaginé pour diriger les bougies et dont elle n'était que la reproduction.

Un des premiers, M. Lallemand pratiqua la cautérisation de dedans en dehors; et, pour la rendre plus facile dans le cas où l'instrument de Ducamp est en défaut, il fit construire sa sonde à cautériser.

Elle se compose d'un tube de platine droit et d'un petit diamètre. Dans son intérieur est renfermée la petite cuvette chargée de nitrate; un stylet l'en fait sortir à la volonté de l'opérateur.

Cette modification rend les explorations beaucoup plus précises, et pendant le temps qui leur est consacré le nitrate ne peut se dissoudre dans l'urine. Enfin, quand les renseignemens antérieurs et les sensations perçues par le chirurgien lui indiquent que le caustique est uniquement séparé de l'obstacle par le tube métallique, celui-ci est retiré d'un nombre de lignes égal à l'étendue de la coarctation, puis on ramène le stylet dans le tube, et l'opération est terminée.

Cet instrument me paraît préférable à celui de Ducamp, et je citerai textuellement l'appréciation qu'en a faite le chirurgien de Montpellier :

« La sonde à cautériser permet d'explorer à » loisir le canal, et d'explorer le rétrécissement » aussi longtemps qu'on veut, comme avec une » sonde ordinaire. Le nitrate d'argent, soustrait à » l'action de toute cause dissolvante, n'est mis à » découvert que quand on est certain qu'il est dans » le rétrécissement, qu'on a la mesure exacte de » l'étendue de la cautérisation, et la certitude de » ne cautériser que dans la direction qu'on dé» sire. Quelques praticiens m'ont témoigné des » craintes sur la possibilité de faire de fausses » routes. La chose est possible à la rigueur, puis» que l'instrument de Ducamp ne met pas à » l'abri de cet accident. Mais on voudra bien con» sidérer que la sonde la plus petite avec laquelle » on puisse cautériser est déjà assez grosse, que » son extrémité n'est pas pointue, que rien » n'oblige d'employer de la force pour la faire » pénétrer dans le rétrécissement, et qu'on » doit le dilater avec la bougie toutes les fois » qu'il est trop étroit pour admettre aisément la » sonde. »

Il est certain qu'on fait trop souvent aux petits instrumens le reproche d'exposer aux fausses routes. On oublie que cet accident est produit par l'instrument et par la main qui le conduit, et que celle-ci seule mérite le blâme.

Disons plutôt que la réserve commandée par les petits instrumens les rend inapplicables dans quelques cas; alors nous serons plus près de la vérité, et chacun reconnaîtra qu'à l'instar de tout autre moyen thérapeutique, ils doivent s'arrêter devant certaines difficultés qu'il serait imprudent de surmonter.

L'instrument de Ducamp n'exige pas une exploration préalable très-précise. Avec lui on peut agir en quelque sorte au hasard, en aveugle, surtout si chaque fois on fait saillir le nitrate d'une très-petite quantité.

Dans l'instrument de M. Lallemand, il n'y a pas de saillie qui, venant butter contre l'obstacle, indique le point où il commence. Il faut donc avant l'opération déterminer avec tout le soin possible la longueur exacte du rétrécissement, et la distance à laquelle il se trouve du méat.

Cette objection fit rejeter l'instrument de M. Lallemand par quelques praticiens. M. Amussat essaya de la résoudre.

Il plaça le conduit longitudinal dans lequel se

meut le stylet, non plus au centre de l'enveloppe de platine, mais sur l'un des côtés de l'instrument. Ce stylet est surmonté d'une lentille à l'un des bords de laquelle il est soudé. La portion la moins saillante de celle-ci correspond à la petite cuvette remplie de caustique.

L'instrument fermé, figurant par conséquent une tige uniforme, est graissé, puis introduit. Lorsqu'on suppose le nitrate d'argent en rapport de position avec l'obstacle, on retire l'enveloppe d'une quantité égale à la longueur du rétrécissement. On met ainsi à découvert non-seulement le nitrate d'argent, mais aussi la petite saillie lenticulaire. Celle-ci doit se trouver au-delà de la coarctation ; elle s'appuiera sur la limite postérieure, et guidera la cautérisation.

L'instrument de M. Amussat ne sera pas exactement fermé après la cautérisation, de crainte de pincer la membrane muqueuse. Un autre inconvénient, c'est qu'il ne permet guère la cautérisation circulaire. Imprime-t-on au stylet un mouvement de rotation, la lentille produira sur les parois saines des frottemens douloureux. Enfin ce porte-caustique est difficilement applicable dans la portion courbe de l'urètre.

Constatons néanmoins combien il serait important d'arrêter, ainsi que l'a proposé M. Amussat, le porte-caustique sur la limite postérieure du rétrécissement.

M. Ségalas a réuni dans un même instrument celui de Ducamp et la sonde de M. Lallemand Il a renfermé le porte-caustique de celui-ci dans la sonde élastique de celui-là. Des avantages attachés à la sonde de M. Lallemand, il y a uniquement conservé celui d'empêcher la dissolution du caustique ; comme Ducamp, il vient avec une grosse sonde butter contre l'obstacle. Il éprouve donc toujours la même difficulté à engager le porte-caustique dans le rétrécissement. Mais aussi il est dispensé d'une exploration précise.

C'était assurément pour remplir une indication fort utile que M. Amussat modifia la sonde à cautériser. Elle est d'une introduction facile, elle s'engage aisément dans des orifices déviés : mais elle ne permet pas toujours d'attaquer avec précision les parties malades sans léser les tissus sains. Contre ce dernier danger on n'est pas absolument à l'abri pour avoir déterminé avec la plus grande exactitude les limites de l'obstacle ; car l'urètre est un corps très-élastique. Mesurée aujourd'hui, la distance qui sépare le méat de chaque rétrécissement différera de celle qu'on déterminera demain. Pour qu'elles fussent semblables, on devrait exercer sur l'urètre dans chaque opération une traction identique et remplir d'une même quantité de sang les corps caverneux et spongieux.

L'opérateur, s'il a fait usage de moyens convenables, connaîtra avec assez de vérité la longueur du rétrécissement, mais rarement la distance à laquelle il est placé. Avant chaque opération il devra la déterminer de nouveau sans ajouter trop de confiance aux mesures précédemment obtenues.

Dans quelques cas, je l'avoue, on peut, en introduisant le porte-caustique, sentir avec son extrémité le point où commence le rétrécissement. Mais il en est d'autres, et c'est le plus grand nombre, dans lesquels l'orifice antérieur est évasé, incapable par conséquent de produire un arrêt brusque sur un instrument assez délié pour franchir aisément la coarctation.

L'extrémité postérieure du rétrécissement est en général beaucoup plus nettement tranchée que l'antérieure. Prendre sur elle un point d'appui était donc une idée heureuse ; mais la résistance devait être d'autant plus aisément perçue que la lentille excentrique augmentait momentanément le volume de l'instrument. Le renseignement fourni par cet arrêt est fort important : il ne laisse aucun doute dans l'esprit du chirurgien qui ne le rapportera jamais à d'autres causes qu'à un obstacle franchi; au contraire, avec l'instrument de Ducamp, la difficulté que l'on éprouve à le faire avancer peut en imposer de mille manières ; elle peut tenir à une contraction musculaire, à une mauvaise direction de la sonde, etc., et l'erreur entraîne ici les plus graves conséquences, tant est grande l'énergie du remède qu'il s'agit d'appliquer.

A l'instrument de M. Lallemand M. Amussat avait adapté le petit mécanisme dont il fait usage pour mesurer la longueur des rétrécissemens. Convaincu de l'importance du but qu'il s'était proposé d'atteindre, je suivis son exemple. L'obstacle artificiel qui s'appuiera sur la limite postérieure du rétrécissement, je le formai au moyen d'une petite ampoule de baudruche.

J'ajoutai à l'extrémité du stylet qui porte le nitrate d'argent, un petit prolongement de deux à trois lignes environ terminé par une olive un peu plus volumineuse que le diamètre général de l'instrument. Derrière elle est une petite rainure sur laquelle sera liée l'une des extrémités du sac. Autre rainure pour une seconde ligature, à l'origine du petit prolongement.

Enfin, au milieu de l'espace compris entre ces deux dépressions circulaires est percée une ouverture latérale : elle communique avec un conduit délié qui traverse toute la longueur du stylet. C'est par lui que l'air ou un liquide seront injectés dans la vessie de baudruche qu'ils doivent distendre.

L'extrémité manuelle du stylet est donc terminée par un entonnoir.

Décrire cet instrument, c'est indiquer les modifications qu'il apportera dans le procédé opératoire à l'aide duquel la cautérisation est pratiquée. Dès que l'obstacle a été franchi, on distend la petite ampoule dans laquelle l'injection est maintenue par un robinet. On retire alors le porte-caustique jusqu'à ce qu'une résistance s'oppose à ce mouvement. A ce moment il convient d'examiner avec beaucoup de soin en quel point de l'urètre se trouve placée l'extrémité de l'instrument. S'il correspond aux limites précédemment assignées au rétrécissement, on retirera d'une distance égale à l'étendue de la stricture, l'enveloppe métallique qui renfermait le nitrate d'argent; et le contact de celui-ci avec l'urètre sera d'autant plus prolongé que la cautérisation devra être plus profonde. Puis on ouvre le robinet, l'ampoule se vide, permet au stylet de rentrer dans le tube, et l'opération est terminée.

La petite sphère formée par le sac de baudruche fournit ici deux renseignemens également précieux. Elle détermine le point sur lequel le caustique sera porté. De plus, si par hasard l'instrument s'était engagé dans une fausse route, elle en avertit l'opérateur. Dans ce dernier cas, elle n'aurait pu se distendre; elle n'aurait donc, au retour, éprouvé aucun arrêt.

Cette méthode permet donc de cautériser une série de rétrécissemens avec plus de précision et de sécurité que n'en offre l'instrument de Ducamp, lors même qu'il s'agit d'un seul rétrécissement dont l'orifice est situé au centre de l'urètre.

Un des inconvéniens les plus à redouter lorsque l'on porte le nitrate d'argent sur un rétrécissement, c'est de laisser dissoudre ce sel par l'urine. D'une part, l'action du caustique sur l'obstacle est presque nulle; de l'autre, il s'étend sur des parties saines, porté par le liquide qui lui sert de véhicule.

Poussée au plus haut degré dans les anciennes méthodes, cette imperfection a été beaucoup atténuée par les travaux modernes; et pendant les recherches, les explorations faites avec le porte-caustique, l'urine n'est pas en contact avec le nitrate d'argent. Mais à peine celui-ci est-il à découvert, qu'à l'instant il baigne dans le liquide, d'autant plus que l'on veut attaquer un point de l'urètre plus voisin de la vessie. Ceci est tellement vrai, que cautériser avec efficacité la prostate est aujourd'hui presque impossible; là, en effet, il faut agir au milieu de l'urine qui, se renouvelant sans cesse, dissout le sel et l'emporte sur d'autres régions du canal. Ces accidens disparaissent si l'on fait usage de l'instrument que je propose. La petite ampoule qui termine le porte-caustique, forme une barrière qui intercepte toute communication entre la vessie et le point sur lequel on veut agir. Tant qu'elle sera distendue, l'urine ne pourra donc dissoudre le sel, qui n'aura de contact qu'avec la partie malade.

J'ai supposé qu'avant l'opération le chirurgien avait déterminé très-exactement la longueur de la coarctation. Et pour préciser ce point de diagnostic, j'ai donné précédemment un moyen assez rationnel. Si cette recherche préalable a été négligée, ou si l'on veut vérifier de nouveau les indications qu'elle a fournies avant de mettre le caustique à découvert, une légère complication doit être ajoutée à l'instrument que j'ai décrit. Une virole piriforme embrassant la canule, gaîne sur laquelle elle glisse librement, offrant dans son diamètre transversal extérieur 2 lignes 1/2 environ, est placée vers l'extrémité manuelle de l'instrument. L'ampoule distendue est arrêtée par l'extrémité postérieure de l'obstacle. Avant de retirer le tube extérieur, on conduit sur lui la virole jusqu'à ce qu'elle rencontre la limite antérieure du rétrécissement. Celui-ci est ainsi renfermé entre deux saillies, l'une antérieure métallique, l'autre postérieure, formée par la petite vessie injectée; et dans leur intervalle le caustique pourra être appliqué sans hésitation.

J'ai décrit bien longuement les différentes méthodes employées pour porter un topique solide dans l'intérieur d'un rétrécissement. Si l'on m'adressait le reproche de prolixité, je répondrais qu'en pratique, le succès appartient à celui qui tient compte du plus grand nombre de détails. Introduire dans l'urètre des remèdes énergiques est une opération dans laquelle on ne saurait prendre trop de précautions.

Depuis Ducamp la cautérisation a été mise en usage avec une grande fréquence dans le traitement des rétrécissemens de l'urètre. L'enthousiasme qu'excita un procédé ingénieux fit même oublier à plusieurs praticiens les propriétés thérapeutiques du remède qu'ils ont regardé pendant quelque temps comme la panacée de ces maladies.

Le nitrate d'argent fondu est sans contredit un des médicamens les plus précieux. Ses propriétés physiques rendent son emploi facile et permettent de limiter son action. Quant à son efficacité, elle est souvent si grande qu'on aime à la rappeler pour prouver la puissance de l'art contre la maladie. Voyez cette plaie ancienne pour la guérison de laquelle la nature, après un premier effort, semble rester impuissante. Ses bords se sont un peu rapprochés du centre, puis ce mouvement s'est arrêté. Les bourgeons charnus sont épais, saillans, blafards. Malgré des pansemens méthodiques, cet état persistera des semaines, des mois : mais le nitrate d'argent est promené sur l'ulcère, à l'instant il change d'aspect, les bourgeons s'affaissent, les bords se rapprochent, et une cicatrisation rapide est la suite des applications du caustique.

Des plaies qui suppurent, passons aux maladies des membranes muqueuses. L'analogie de tissu peut déjà faire prévoir l'utilité du même remède.

Je m'écarterais de mon sujet en rappelant ici ces inflammations suraiguës, ces ophtalmies dont la marche est si prompte que les malades sont menacés de perdre en quelques jours l'œil qui vient d'être attaqué ! Dans ces cas, le nitrate d'argent est souvent un remède héroïque qui méritérait le nom de spécifique, tant est grande et rapide l'amélioration qu'il produit.

C'est un fait sur lequel M. Sanson insiste avec soin dans ses cliniques ophtalmologiques, et maintes fois j'en ai été témoin.

Une autre forme d'inflammation est celle que l'on pourrait appeler ulcéreuses. Les phénomènes morbides sont en général beaucoup moins intenses; l'afflux du sang est moins considérable, la douleur moins vive, la marche plus lente; la muqueuse se détruit dans des points isolés formant de petits ulcères qui n'ont pas de tendance à la cicatrisation. Touchez-les avec un crayon de nitrate d'argent, à l'instant la douleur diminue, et la guérison est prompte. Si le caustique a été appliqué de bonne heure, la cicatrisation superficielle laissera à peine de traces. Dans le cas contraire, la dureté et l'épaisseur du tissu inodulaire qui succède à l'ulcère seront proportionnées à la durée de celui-ci.

On peut dire avec vérité qu'à part quelques circonstances qui contr'indiquent son emploi, le nitrate d'argent est, dans les inflammations de ce genre, le remède par excellence.

Mais considérons ces mêmes affections à une autre période. Le plus ordinairement par la négligence des malades, quelquefois par suite d'une thérapeutique inefficace, les ulcérations ont été entretenues. Leurs bords se sont épaissis, indurés; enfin, après un temps plus ou moins long, le petit ulcère s'est cicatrisé; mais l'induration persiste. Le tissu qui la formait s'est organisé. Si elle diminue de volume, c'est par l'absorption du dépôt albumineux contenu entre les mailles du tissu cellulaire hypertrophié. Dans ce cas, il y a rétraction des parties voisines vers le centre de la maladie primitive. Mais celle-ci a réellement disparu. La cicatrice qu'elle laisse n'agit plus que mécaniquement; et, si elle incommode le malade, cela dépend de la constriction qu'elle exerce sur des points primitivement plus espacés. En ce moment, le rôle du caustique est terminé; vainement l'emploierait-on à détruire la coarctation, elle se reproduirait avec une énergie insurmontable.

Une brûlure, une plaie quelconque cicatrisée, a déterminé chez un enfant la rétraction des paupières. Une bride empêche l'œil d'être recouvert; essayez de la détruire par la cautérisation. Pendant le temps qui s'écoule après la chute de l'escarre, on pourrait croire la guérison obtenue : la paupière plus libre enveloppe le globe oculaire. Mais suivez le petit malade. Une nouvelle cicatrice succède à la première. C'est d'abord une pellicule mince, presque transparente; puis sa densité augmente; progressivement la circonférence est attirée vers le centre, et la paupière est ramenée dans sa position première. La rétraction ne s'arrête pas là; elle continue, et devient constamment plus intense que celle qui a été détruite.

Ce fait est la conséquence de l'une des lois les plus positives de l'anatomie pathologique : plus une déperdition de substance est profonde, plus la cicatrice qui la remplace est dense et rétractée.

Les rétrécissemens de l'urètre feraient-ils exception à ces règles démontrées par une si longue expérience? Nullement; et dans chaque cas il serait facile de prévoir quel sera l'effet de la cautérisation.

Le rétrécissement est-il à l'état d'ulcère? Le nitrate d'argent promené sur ce point en déterminera la cicatrisation beaucoup mieux et beaucoup plus promptement que toute autre médication. Son action sera des plus efficaces : elle aura surtout l'avantage d'arrêter la maladie dans sa marche avant qu'elle ait produit des ravages plus profonds.

S'agit-il au contraire du resserrement de l'urètre causé par le tissu inodulaire succédant à un état morbide antérieur? La cautérisation pourrait être considérée comme un palliatif commode, si par elle les récidives n'étaient aggravées.

Son emploi ne sera justifié que par le défaut de tout autre moyen pour rétablir le cours de l'urine. Lorsqu'on y aura recours, on ne devra point perdre de vue que le malade est menacé d'une rechute qui différera beaucoup de gravité selon l'application du remède. S'est-on borné à des cautérisations superficielles, ménagées dans le but de faciliter le passage des instrumens dilatans, elles n'auront point sur l'avenir une très-grande influence. Il en sera tout autrement si, comme le veulent quelques praticiens, on s'est attaché à cautériser tant qu'une saillie persiste dans le canal.

C'est ici le lieu de mentionner une espèce de rétrécissement non ulcéré, contre laquelle le nitrate d'argent présenterait des avantages plus réels; je veux parler de ces infiltrations albumineuses offrant la plus grande analogie avec les taies de la cornée. Celles-ci disparaissent quelquefois sous l'influence de la cautérisation. Mais reconnaître dans l'urètre cet état pathologique, ne le confondre jamais avec le tissu inodulaire, c'est une question de diagnostic dont la solution me paraît aujourd'hui impossible.

Les rétrécissemens qui font dans l'urètre le moins de saillie, sont donc avec certaines affections de la prostate les maladies de ce canal dans lesquelles l'emploi du nitrate d'argent est le mieux indiqué. Disons aussi que ce sont celles dans lesquelles il est le plus difficile de l'appliquer avec précision.

C'est là ce qui m'a engagé à perfectionner les procédés mis ordinairement en usage.

Considérée en elle-même l'ulcération de l'urètre est sans aucun doute un accident momentanément peu grave; les symptômes qui l'accompagnent tourmentent rarement le malade. Mais son importance est grande aux yeux des médecins qui ont étudié le développement des rétrécissemens. Je me suis efforcé précédemment de reconnaître le siége de ces petites lésions. Je l'ai fait dans le but de les atteindre avec le nitrate d'argent et d'en déterminer ainsi la cicatrisation. Le porte-caustique décrit ci-dessus donnerait encore plus d'exactitude au diagnostic. L'ampoule qui le termine serait promenée aux environs du point reconnu malade. Toutes les fois qu'elle sera en contact avec lui, elle causera une légère douleur, car elle est plus volumineuse que le reste de l'instrument. Ce signe servira donc à vérifier les renseignemens fournis par les explorations préalables ; et s'il permet de cautériser avec certitude l'ulcération, il rendra au malade et au médecin un service que ce dernier seul sera à même d'apprécier.

Dans le cours de cet ouvrage, on a pu remarquer que j'ai souvent fait usage d'une petite vessie adaptée à une sonde déliée, et qui me servait à prendre sur les parties molles un point d'appui fort inoffensif. Un procédé fondé sur l'emploi d'instrumens semblables m'a paru fort convenable pour combattre une espèce particulière de rétention d'urine : celle qui est causée par la présence d'un corps étranger dans l'urètre.

Ce travail étant encore soumis au jugement de l'Académie des sciences, je ne pense pas devoir le publier. Je me bornerai à transcrire ici l'extrait qui en a été donné par le *Journal des connaissances médico-chirurgicales*.

EXTRACTION DES CORPS ÉTRANGERS.

« M. le docteur Béniqué continue avec persévérance ses travaux sur la destruction mécanique de la pierre dans la vessie.

» Déjà, à plusieurs reprises, nous avons entretenu nos lecteurs des Mémoires qu'il a présentés sur ce sujet à l'Académie des sciences. Voyant avec quelle fréquence les fragmens de calcul s'arrêtent dans l'urètre, et y causent des accidens, M. Béniqué chercha un procédé qui permît de les extraire.

» Il examine comment il convient d'extraire un corps étranger d'un conduit membraneux dans lequel il est engagé. Il divise en deux classes les divers moyens qui ont été proposés. Tantôt le chirurgien, armé de pinces, saisit le corps d'avant en arrière ; tantôt il essaie de le dépasser avec un instrument susceptible de former une saillie qui, le poussant par derrière, déterminera son expulsion.

» M. Béniqué préfère ce dernier mode, toutes les fois qu'il est praticable, et avant de donner une nouvelle méthode pour l'exécuter, il énumère les principales conditions auxquelles devra satisfaire la solution du problème.

» Plus le volume de l'instrument sera petit, plus il sera facile de l'introduire entre les parois du conduit et le corps que l'on veut extraire. La forme cylindrique sera convenable, car, moins que toute autre, elle expose à déchirer les parties molles au milieu desquelles une exploration doit être faite avec une sonde très-déliée.

» L'obstacle qui se formera derrière le corps devra être assez volumineux pour dépasser au moins son centre de figure ; autrement on produirait des mouvemens de rotation aussi douloureux qu'inutiles.

» Cet obstacle ne sera point de nature à léser les parties molles, et il devra disparaître instantanément à la volonté de l'opérateur, afin de suspendre les recherches au moment où on le juge convenable.

» En général, les conduits que doit parcourir le corps étant le siége d'une inflammation plus ou moins aiguë, son passage causera une vive douleur. On la diminuerait beaucoup si l'on pouvait faire subir, à chaque point qui va être franchi, une dilatation instantanée. Elle aurait en même temps pour effet de faciliter l'extraction d'un corps volumineux ; car, pendant son trajet, il passerait constamment d'une cavité étroite dans une plus large.

» Pour fixer les idées, M. Béniqué suppose qu'il s'agit d'extraire un corps étranger introduit dans l'œsophage.

» L'instrument dont il fait choix est une sonde élastique dont le diamètre aura environ deux à trois millimètres. Il pourrait très-facilement être réduit. A deux ou trois centimètres de son extrémité est fixée une petite vessie de baudruche. Vide, elle ne dépasse pas le volume de la sonde; gonflée, elle figure un cylindre de deux à trois centimètres. Un mandrin donne à la sonde la résistance convenable pour l'introduction. Dès que le corps étranger a été dépassé, la petite vessie est injectée, et forme derrière lui un obstacle qui remplit la capacité de l'œsophage.

» On comprend déjà qu'à l'aide de cette espèce d'hameçon fort innoffensif, on pourrait amener le corps au dehors. Mais, auparavant, M. Béniqué conduit au-devant de lui une seconde vessie susceptible d'acquérir, par la distension, des dimensions plus grandes que celles de l'œsophage; puis il la remplit d'autant de liquide qu'elle en peut contenir.

» Si maintenant on procède à l'extraction, voici comment elle sera exécutée. Le corps étranger est réellement compris entre deux vessies, l'une postérieure, l'autre antérieure. Dans celle-ci la quantité de liquide n'est point, comme dans la première, limitee par un robinet.

» Pressant constamment et avec force sur le piston de la seringue qui communique avec elle, l'opérateur fera varier ses dimensions selon celles du point qu'elle va franchir, donnant ainsi à chaque partie du conduit, avant que le corps étranger ne s'y engage, le maximum de distension qu'elle peut supporter.

» La vessie antérieure est plus volumineuse que le conduit membraneux. Pendant l'extraction, elle présentera antérieurement une convexité, et postérieurement une concavité. Ceci est fort important, car le corps étranger sera renfermé dans cette cavité postérieure ; si ses dimensions ne sont pas très-considérables, il pourra traverser l'œsophage sans toucher en quelque sorte la membrane muqueuse qui le tapisse.

» M. Béniqué pense que ce petit appareil satisfait assez exactement les exigences du problème. Mais il s'empresse de signaler une objection qui lui a été faite. On a dit que, si le corps étranger est très-aigu, il est à craindre qu'il ne déchire, non pas la vessie antérieure sur laquelle il n'exerce aucun effort, mais la postérieure. Avant de répondre à cette difficulté, il remarque que, si le corps est de nature à déchirer la petite vessie, à plus forte raison laissera-t-il des traces de son passage dans la membrane muqueuse et les tissus sous-jacens. En sorte que, pour éviter les déchirures, les hémorrhagies, on devra, surtout dans les cas où la vessie postérieure paraîtra inutile ou inefficace, faire usage de l'antérieure. Sa vertu protectrice sera de la plus grande utilité. Elle devra précéder le retour des pinces et autres instrumens à l'aide desquels on essaiera d'amener au dehors le corps anguleux ou tranchant.

» Mais, ajoute M. Béniqué, si l'on apprécie, d'une part, la facilité avec laquelle le corps chemine dans un conduit dilaté; de l'autre, l'extrême résistance d'une vessie formée par les intestins de certains animaux préparés en baudruche, plusieurs lames ayant été agglutinées ensemble, on reconnaîtra que le nombre des corps étrangers susceptibles de déchirer le sac postérieur est assez restreint. On pourrait le diminuer en remplaçant la baudruche par un tube de peau de daim suffisamment amincie.

» Pour appliquer ce procédé à l'extraction des calculs arrêtés dans l'urètre, il suffit de diminuer le volume des sondes et des ampoules.

» La sonde qui devra dépasser l'obstacle sera en métal. Un diamètre d'un millimètre environ lui donnera une résistance suffisante; la petite vessie vide augmente à peine son volume : pleine, elle forme une sphère de sept à huit millimètres de diamètre. Il est donc difficile de trouver un instrument qui, partant d'un périmètre primitif plus petit, soit plus propre à pousser utilement le calcul par les dimensions qu'il acquiert après l'avoir dépassé. Quant à la vessie antérieure, plus qu'en tout autre lieu, elle sera jugée ici nécessaire, si l'on tient compte de l'extrême sensibilité de l'urètre et des accidens qui suivent sa déchirure.

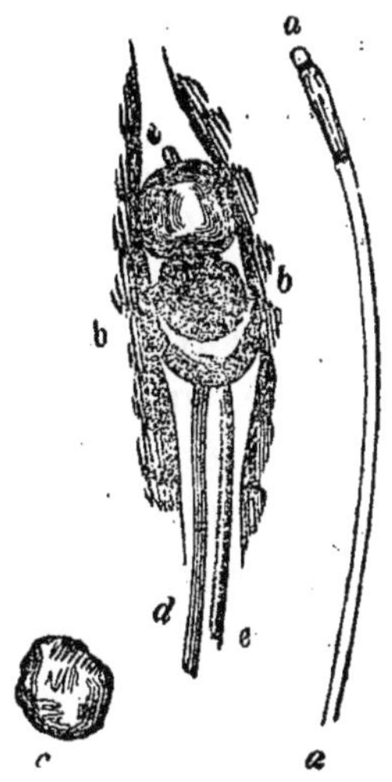

» *aa*. Sonde en argent ou en or.

» La petite vessie qu'elle porte à son extrémité est vide.

» *ee*. La même sonde : elle a dépassé le corps étranger. La vessie distendue le pousse par sa partie postérieure.

» *d*. Seconde sonde, ne différant de la première que par la dimension de la vessie.

» *c*. Corps étranger après son extraction ; la partie la plus rapprochée de la lettre *c* était reçue dans la concavité formée pendant l'extrac-

16.

tion sur la face postérieure de la vessie antérieure.

» *bb*. Coupe du conduit organique dans lequel le corps étranger était engagé.

» Le croquis ci-joint représente d'abord la sonde avec la vessie vide, prête à être introduite entre l'urètre et le calcul ; puis, les deux vessies entre lesquelles est placé le corps étranger; enfin ce dernier isolé après son extraction.

» M. Béniqué pense que ce même procédé peut servir à extraire les corps étrangers introduits dans le rectum, dans les parties molles qu'on ne peut débrider, etc.

» Quant à ceux qui ont pénétré dans la trachée-artère, l'imminence de la suffocation est si grande, que pratiquer la trachéotomie le plus promptement possible, est en général le parti le plus sage. Mais cette opération n'est pas toujours suffisante.

» On reconnaît souvent que le corps étranger, situé plus profondément qu'on ne l'avait supposé, ne se présente point au niveau de la plaie. L'y amener n'est point chose facile, et les précautions les plus minutieuses sont impérieusement commandées au chirurgien. Tout instrument susceptible de léser la membrane muqueuse serait extrêmement dangereux ; il causerait des hémorrhagies d'autant plus abondantes, d'autant plus graves, que la gêne de la respiration a accumulé le sang dans les capillaires.

» M. Béniqué pense que la petite ampoule serait un moyen fort inoffensif pour amener jusqu'à la plaie le corps qui gêne la respiration.

» Elle pourrait également servir à débarrasser la trachée et les bronches de ces terribles fausses membranes qui s'y développent dans le croup, et qui, s'opposant au passage de l'air, rendent la mort du malade inévitable. La sonde porte-ampoule serait alors élastique, et entièrement identique à l'instrument, qu'au mois de janvier 1836, M. Béniqué présenta à l'Institut pour mesurer la longueur des rétrécissemens de l'urètre.

» M. Béniqué termine en disant que ce procédé extracteur améliorera réellement l'opération du broiement des calculs, en atténuant la gravité des accidens qui en sont la suite, accidens tellement fréquens, qu'en un laps de temps assez court, un seul chirurgien a dû plus de six cents fois y porter remède. »

(JOURNAL DES CONNAISSANCES MÉDICO-CHIRURGICALES).

FIN.

EXPLICATION
DES PLANCHES.

PLANCHE I.

(Fig. 1), coupe d'un rétrécissement quelconque.

(Fig. 2), figure qu'il a imprimée à la cire molle qui termine le porte-empreinte.

(Fig. 3), coupe d'une sonde flexible dont l'orifice *c* est dirigé vers le point qui était marqué *b* dans la figure 2.

(Fig. 4). La sonde a été conduite jusqu'au rétrécissement, avec l'orifice duquel se trouve en rapport l'ouverture qu'elle porte à son extrémité antérieure. Une bougie a été poussée dans l'intérieur de la sonde, et, en sortant de celle-ci, elle a dû pénétrer immédiatement dans le rétrécissement.

(Fig. 5). *mmmmm*, coupe d'un rétrécissement dans lequel est introduit une bougie cylindrique. Manquant de raideur, elle ne peut le franchir et forme des sinuosités dans lesquelles s'anéantit l'impulsion qu'elle reçoit de l'opérateur.

(Fig. 6). Une bougie conique est arrêtée dans le même rétrécissement.

(Fig. 7). *mmmmm*, coupe d'un rétrécissement dont l'orifice *a* n'est point situé au centre du canal. *b*, sonde en argent fermée par un obturateur mobile *c*.

(Fig. 8). L'obturateur a été retiré et remplacé par un faisceau de petites cordes *ddddd*. Elles ont été poussées isolément et successivement. L'une d'elles s'étant trouvée en rapport avec l'orifice *a* du rétrécissement, a pénétré dans son intérieur, puis l'a franchi.

(Fig. 9). *mmmmm*, coupe d'un rétrécissement conique. *c*, sonde en argent. *d*, bougie cylindrique.

PLANCHE II.

(Fig. 1). Empreinte d'un rétrécissement.

(Fig. 2). Seconde empreinte prise 24 heures après la première.

(Fig. 3). Rétrécissement artificiel.

Fig. 4), *idem*.

(Fig. 5), *idem*.

(Fig. 6). Coupe du bassin ; *a*, la symphyse ; *b*, ligament sous-pubien ; *c*, tube rigide décrivant une courbe régulière ; *d*, aponévrose moyenne.

(Fig. 7). Elle est destinée à montrer comment une main *b* tenant une longue portion de cercle, la placera de telle sorte que son centre soit en un point donné et l'y maintiendra pendant qu'un doigt *c* de l'autre main communiquera, par une faible impulsion, un mouvement de rotation à l'instrument.

(Fig. 8). *e*, tube rigide. *abc*, diverses positions de la sonde qui doit le franchir.

(Fig. 9). *e*, le même tube rigide. *cd*, sonde qui va le franchir ; *ab*, la même sonde qui pour arriver dans cette seconde position a exécuté un mouvement de rotation.

PLANCHE III.

(Fig. 1). *e*, tube rigide ; *ab*, sonde dont la courbe est d'une longueur égale à celle du tube.

(Fig. 2). *a*, la symphyse ; *b*, ligament sous-pubien ; *d*, aponévrose moyenne ; *g e*, sonde à double courbure ; *g c*, sonde à une seule courbure ; *o*, coupe de la paroi abdominale.

(Fig. 3). *m m c c*, coupe d'un conduit dans lequel sont formés deux rétrécissemens *o* et *i*. La sonde conique *a a*, après avoir traversé le premier, est arrivée à l'origine du second.

(Fig. 4). Même conduit. La sonde a franchi les deux rétrécissemens.

(Fig. 5). Compas dont les trois branches *b c d* sont articulées en *a*.

PLANCHE IV.

(Fig. 1). Cathéter rigide formé de deux parties, l'une courbe *a c* : l'autre droite *b c* est plus étroite et terminée à son extrémité externe par un pas de vis *o*.

(Fig. 2). *ao*, tube glissant dans un autre *i i*. Celui-ci porte en *c* une saillie qui arrêtera le premier.

(Fig. 3). Elle ne diffère de la précédente que par les dimensions des tubes.

(Fig. 4). Neuf tubes ont été successivement glissés sur le cathéter *a o*. Leurs extrémités antérieures sont réunies en *c*.

(Fig. 5). Les saillies *c c* ont été écartées de l'axe du tube *dd*. Dans cette position, elles ne s'opposeront plus à ce que le tube *o o* soit retiré dans la direction *oi*.

(Fig. 6). Le stylet *o* retire les tubes intérieurs du tube externe *a c*.

(Fig. 7). Le cathéter *a e* est revêtu de son enveloppe *o s*.

Celle-ci est fixée en *c* par une ligature; *n*, pavillon mobile qui embrasse le cathéter et son enveloppe.

(Fig. 8). Pavillon mobile. L'enveloppe est saisie dans l'espace angulaire compris entre le corps de l'instrument *a c* et la lame élastique *e a* articulée en *a* par une charnière. Le cathéter est reçu dans l'intervalle *i*. La vis *e* exerce sur lui une pression qui le maintient immobile.

(Fig. 9). La même pièce vue d'un autre côté; *c*, vis de pression; *o*, écrou; *i*, anfractuosité rectangulaire dans laquelle est serrée la tige droite du cathéter; *a*, charnière.

(Fig. 10). Elle représente le dernier temps de l'opération. Le cathéter *i* et les tubes *o o* sont retirés du tube externe *e c*; celui-ci reste donc revêtu de son enveloppe *s m' m* qui est seule en contact avec l'urètre.

PLANCHE V.

(Fig. 1). *a*, la symphyse; *o*, épine iliaque antérieure et supérieure; *i*, trajet que doit suivre la sonde; *q*, point où l'urètre traverse l'aponévrose moyenne; *qs*, sonde droite. Elle forme un angle de 30" avec la ligne *bn* qui représente la direction du plan appuyé sur les épines iliaques antérieures et supérieures et sur le point *u* le plus saillant de la symphyse; *qt*, sonde courbe placée comme il convient dans ce premier temps du cathétérisme pratiqué par le tour de maître. Son extrémité restant immobile, on amène sa portion droite dans la direction *qr*; à ce moment, la sonde se trouve dirigée très-favorablement pour exécuter le second temps du cathétérisme.

(Fig. 2 et 3). Instrument de M. Amussat, pour reconnaître les valvules développées dans l'urètre. Il est introduit sous la forme fig. 3, puis le stylet *a* communique à l'opercule *d* un mouvement de demi-rotation. Sous cette forme l'instrument est ramené vers le méat, et il s'arrêtera lorsque la saillie *d* rencontrera le rétrécissement *i*.

(Fig. 4 et 5). Instrument de Ducamp; *aa*, charnières au moyen desquelles sont articulés les 4 côtés du losange.

Le stylet *i*, fig. 5, éloigne l'un de l'autre les 2 angles latéraux qui seront arrêtés par le rétrécissement lorsqu'on ramènera l'instrument vers le méat.

(Fig. 6). *ia*, tige d'argent terminée par une sphère métallique.

(Fig. 7). *aa*, sonde élastique; *b*, ampoule vide et affaissée sur la sonde.

(Fig. 8). Le même instrument; la petite vessie est distendue.

(Fig. 9). *a*, cuvette en platine; *b*, nitrate d'argent; *i*, sonde élastique.

(Fig. 10). *a*, cuvette en platine; *b*, nitrate d'argent; *cm*, tube en platine.

(Fig. 11). *a*, cuvette en platine; *b*, nitrate d'argent; *c*, tube en platine; *i*, sonde élastique.

(Fig. 12), *a*, saillie excentrique; *b*, nitrate d'argent; *c*, stylet; *i*, tube en platine.

(Fig. 13). *a*, ampoule distendue par de l'air; *b*, nitrate d'argent; *i*, tube en platine.

(Fig. 14). Le même instrument prêt à être introduit dans l'urètre. La vessie *a* est vide. Elle est injectée au moyen d'un tube métallique qui règne dans l'intérieur de l'enveloppe; il sera remplacé par une petite sonde élastique lorsque l'on voudra faire exécuter au nitrate d'argent des mouvemens de rotation dans un instrument courbe.

PLANCHE VI.

Face postérieure de la vessie ; A, urètre dans lequel s'est développé un calcul dans l'intervalle qui sépare celui-ci de la vessie ; des faisceaux musculaires très-prononcés semblent témoigner des efforts qu'a fait ce conduit pour se débarrasser, pendant la vie, des corps étrangers qu'il contenait.

K, Uretère du côté opposé ; EF, conduits différents ; G, portion de l'aponévrose de la vessie ; HI, perforations de la vessie ; BD, parois de l'abcès dans lequel elles aboutissaient et qui se trouvait logé entre les fibres charnues verticales et les faisceaux transversaux.

PLANCHE VII.

Face interne de la même vessie. Elle offre des colonnes multipliées et parvenues à un développement remarquable. Parmi les sacs nombreux que forme la membrane muqueuse, quatre seulement communiquaient avec la perforation. Ils sont indiqués par les lettres A B C D.

PLANCHE VIII.

Pour que la vessie se perfore, il n'est point nécessaire qu'elle soit arrivée au degré d'altération que j'ai représenté ci-dessus. Pour rendre ce fait évident, j'ai joint ici le croquis d'une pièce que j'ai recueillie il y a quelques mois. Les personnes habituées à faire des autopsies reconnaîtront à son simple aspect qu'ils en ont maintes fois rencontré de semblables. Et cependant une perforation spontanée s'était produite dans le sac indiqué par la lettre A; le malade n'avait jamais porté de sondes à demeure. Une rétention d'urine causée en partie par le développement anormal de la prostate rendait fréquemment nécessaire l'opération du cathétérisme. Des fausses routes avaient déchiré l'urètre et la prostate.

Lorsque l'on a le courage de mettre le public dans la confidence d'un premier essai de gravure, on est inexcusable de pécher par négligence. Telle est pourtant la faute dont je suis coupable. J'ai tracé immédiatement sur la pierre le dessin que je voulais obtenir sur le papier. Il en est résulté que l'image est renversée et symétrique de la nature. C'est ici un faible inconvénient et qui n'a d'autre effet que de placer à gauche de la ligne médiane les perforations qui étaient situées à sa droite. J'ai cru néanmoins devoir avertir de cette inexactitude et en donner l'explication aux personnes qui auraient occasion de voir la pièce originale.

Peut-être devrais-je ici réclamer l'indulgence pour ces planches qui sont loin de répondre à ce que j'aurais désiré. Je pourrais alléguer pour excuse mon inexpérience du dessin et quelque peu de précipitation qui a présidé à cette publication. Mais ce sont phrases banales et usées, manteau percé de trous que l'auteur jette sur ses fautes mais qui ne les couvre pas. Le plus sage, en pareil cas, c'est de se relever d'un travail défectueux par un autre meilleur. C'est ce que je m'efforcerai de faire prochainement en donnant une anatomie du périnée.

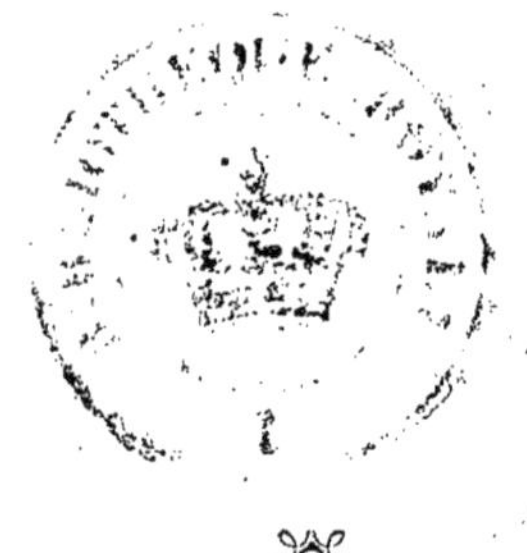

TABLE

DES MATIÈRES.

FIN DE LA TABLE DES MATIÈRES.

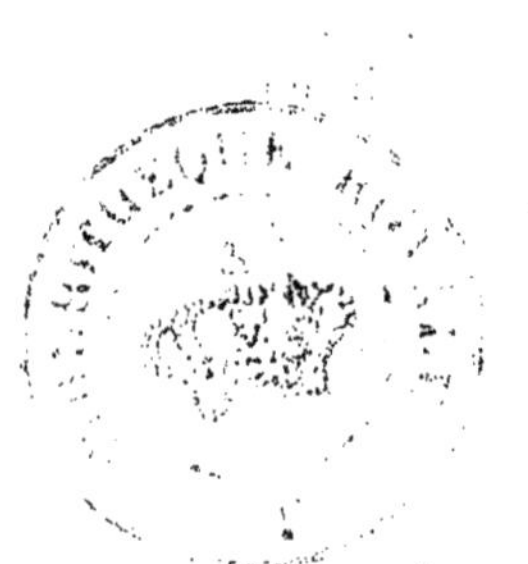

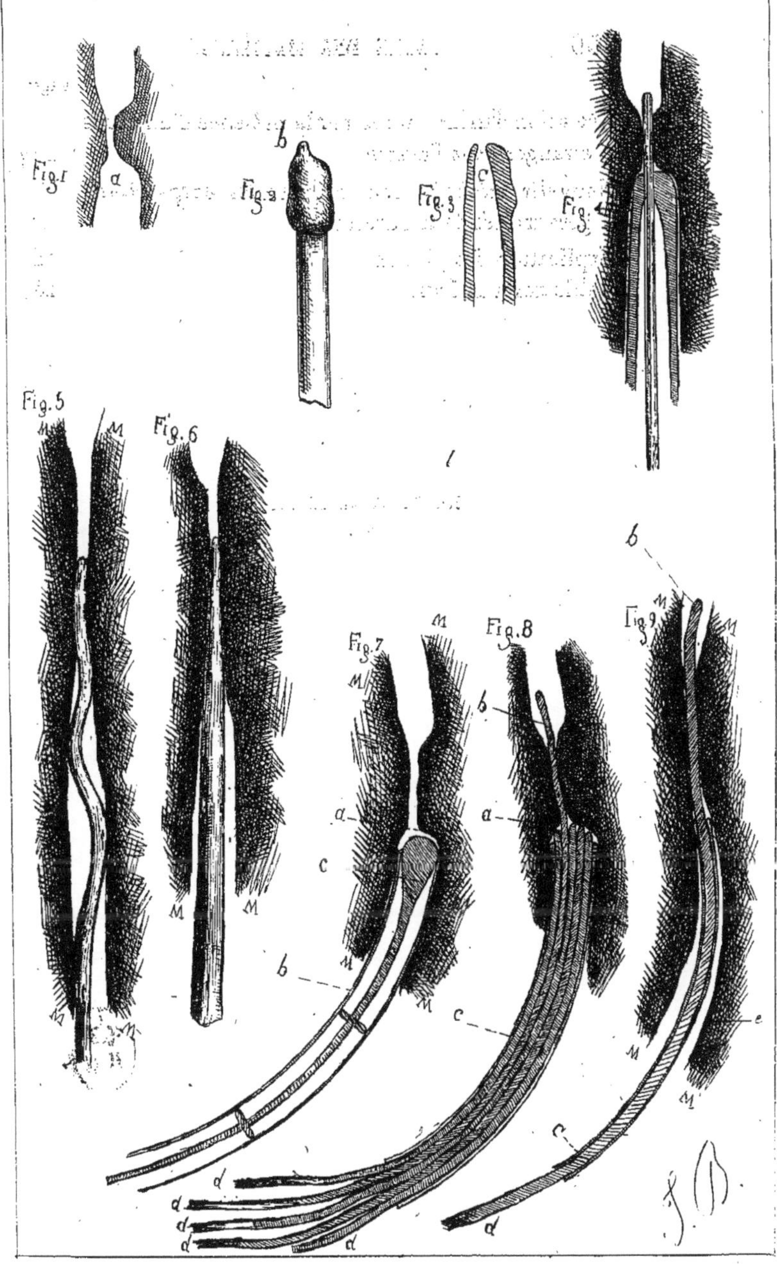
Fig. 1
a
b
Fig. 2
c
Fig. 3
Fig. 4
Fig. 5
M
M
Fig. 6
M
M
Fig. 7
M
M
a
c
b
M
M
Fig. 8
b
a
c
d
d
d
d
d
Fig. 9
b
M
M
e
M
M
c
d

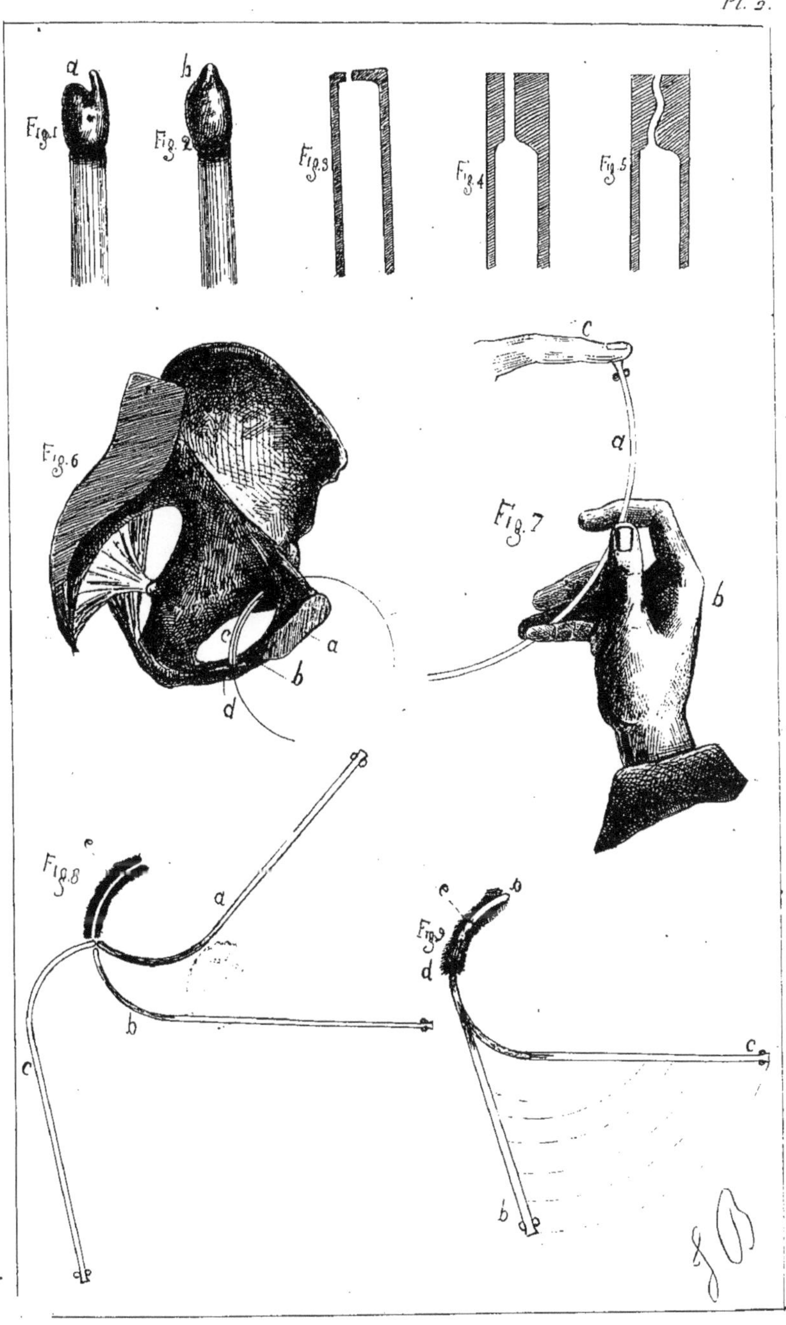

Fig. 1
a
Fig. 2
b
Fig. 3
Fig. 4
Fig. 5
Fig. 6
a
b
c
d
Fig. 7
a
b
c
Fig. 8
a
b
c
e
Fig. 9
b
c
d
e

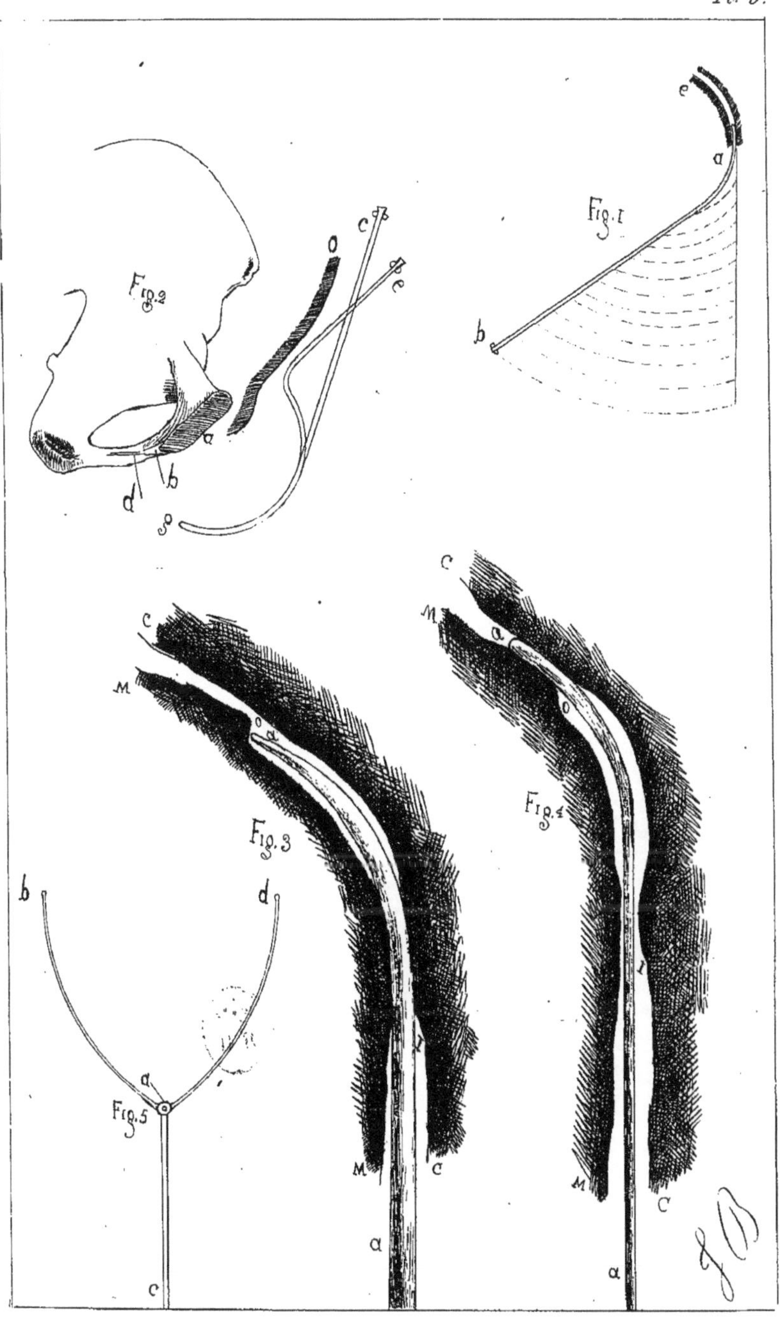
Fig. 1
e
a
b
Fig. 2
o
c
e
a
b
d
g
Fig. 3
C
M
o
a
I
M
C
a
Fig. 4
C
M
a
o
I
M
C
a
Fig. 5
b
d
a
c

Pl. 4.

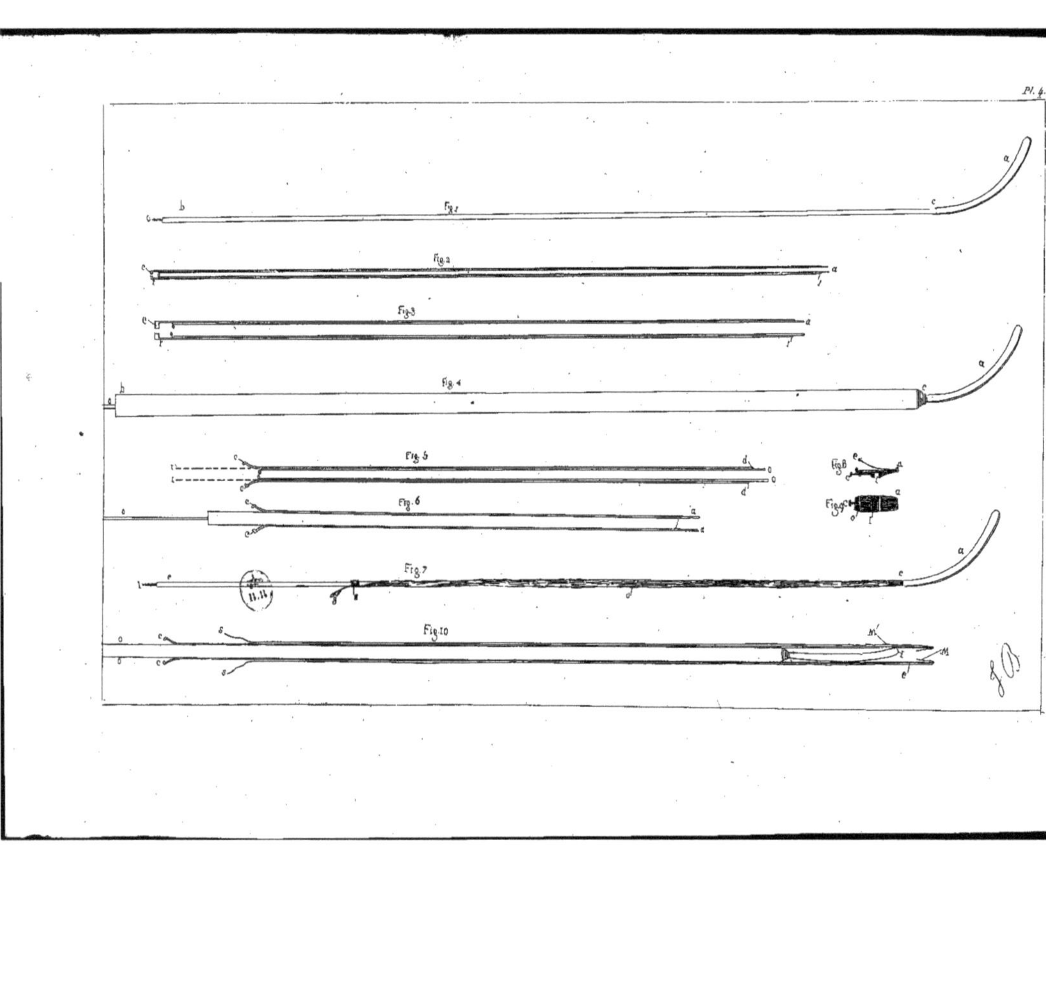

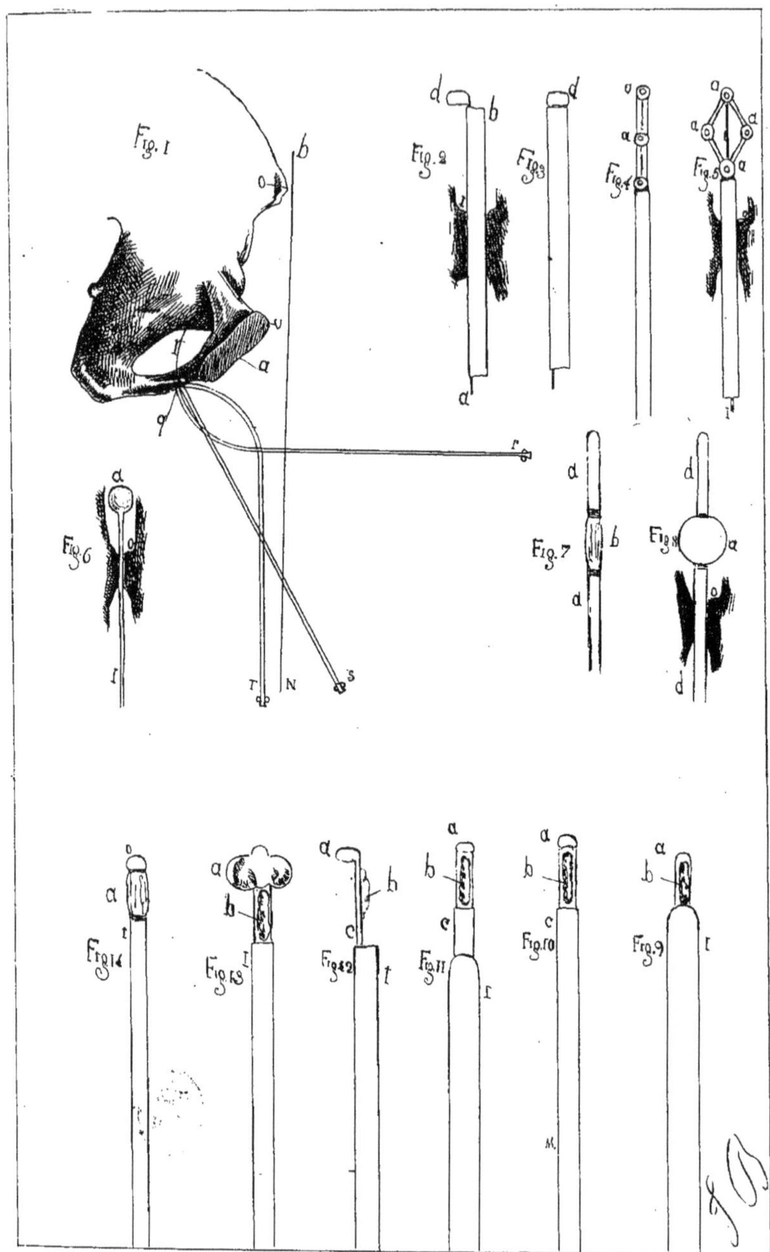
Fig. 1
Fig. 2
Fig. 3
Fig. 4
Fig. 5
Fig. 6
Fig. 7
Fig. 8
Fig. 9
Fig. 10
Fig. 11
Fig. 12
Fig. 13
Fig. 14

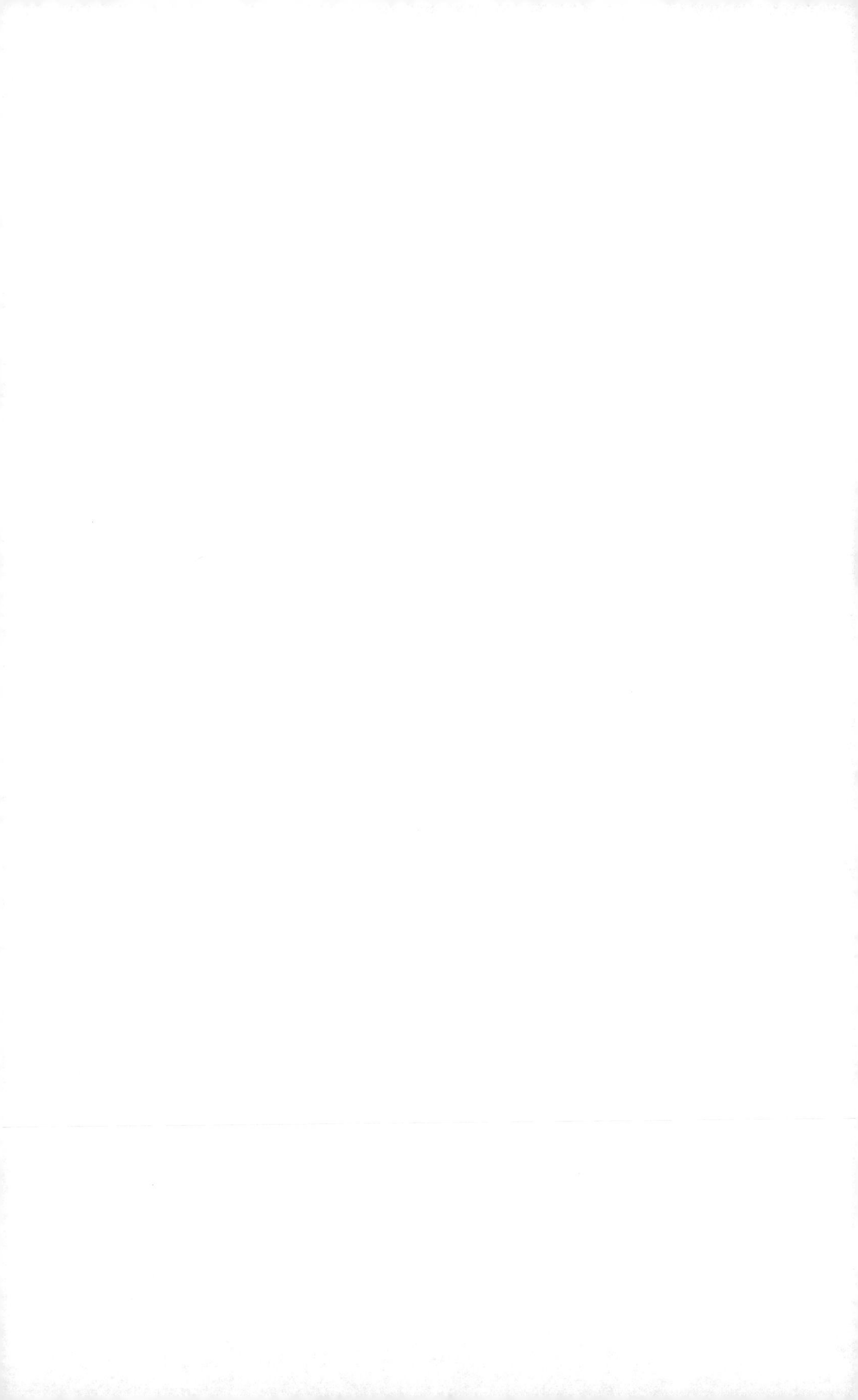

Perforation spontanée de la Vessie

Pl. 6.

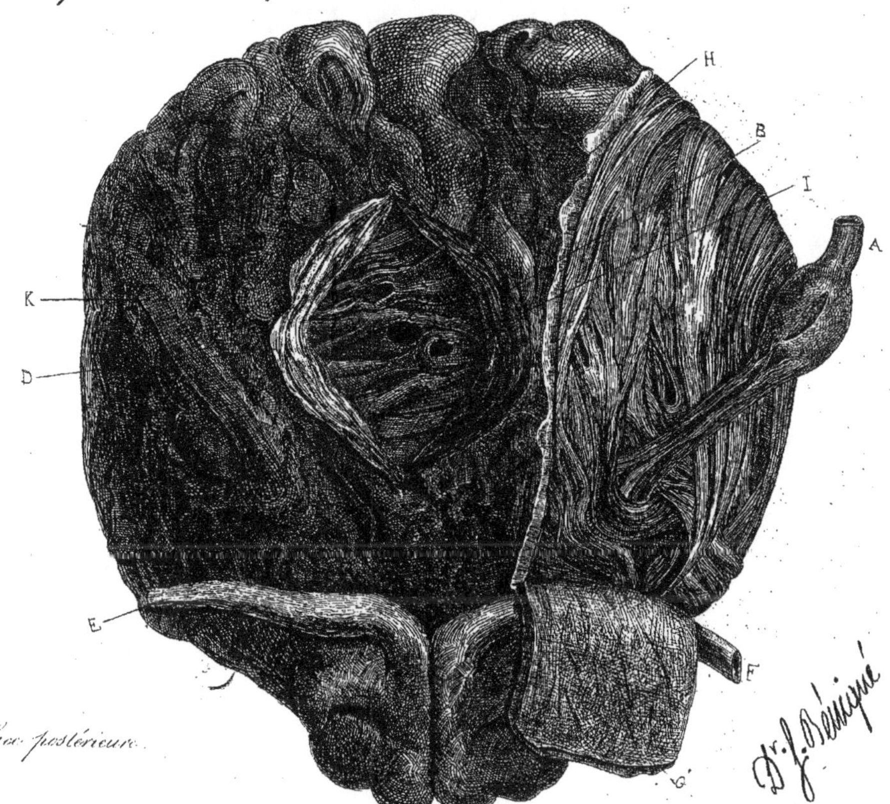

face postérieure.

Pl. 7.

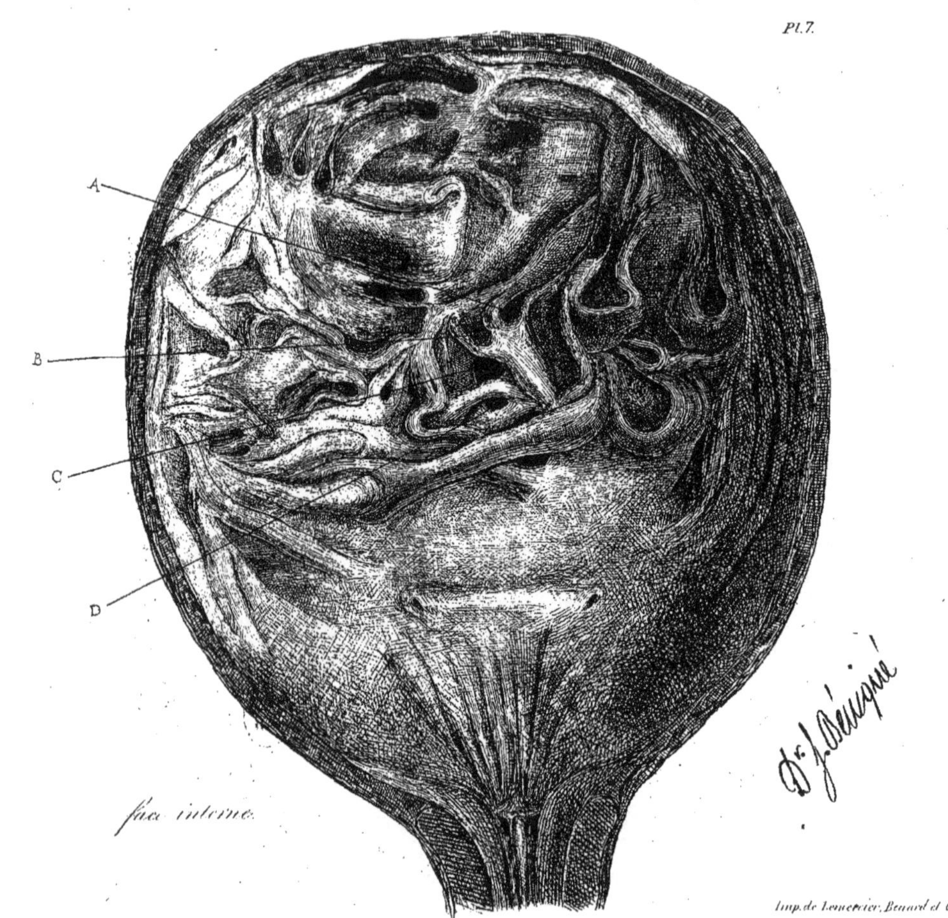

face interne.

Dr J. Bénigné

Imp. de Lemercier, Benard et Cie

Pl. 8.

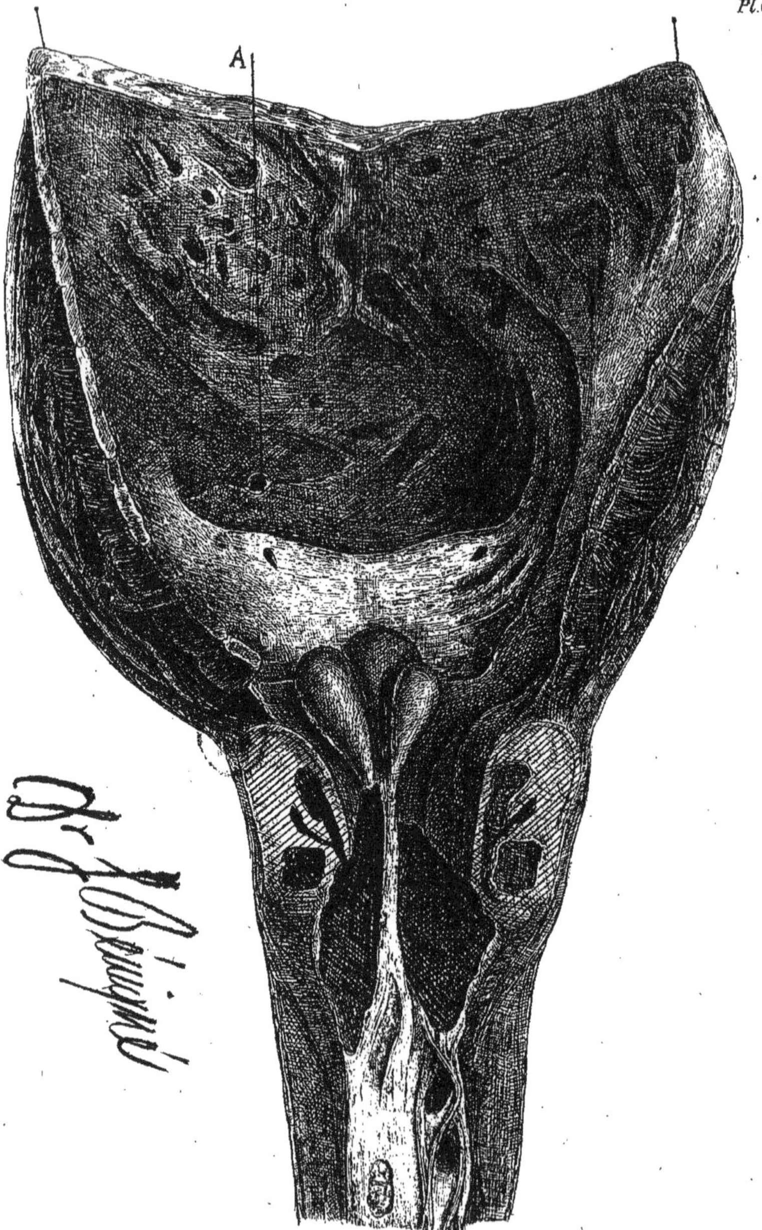

www.ingramcontent.com/pod-product-compliance
Ingram Content Group UK Ltd.
Pitfield, Milton Keynes, MK11 3LW, UK
UKHW021904260726
13966UKWH00006B/507